国家重点基础研究发展计划（973计划）
项目编号：2011CB504000
项目名称：2型糖尿病病理生理变化的分子机理研究

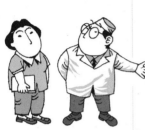

糖尿病防治中的新鲜事儿

——重大科研为你揭秘糖尿病

主编·贾伟平

U0279194

上海科学技术出版社

图书在版编目（CIP）数据

糖尿病防治中的新鲜事儿：重大科研为你揭秘糖尿病 /
贾伟平主编. —上海：上海科学技术出版社,2015.7（2019.7 重印）
ISBN 978 - 7 - 5478 - 2698 - 0

Ⅰ.①糖… Ⅱ.①贾… Ⅲ.①糖尿病－防治 Ⅳ.
①R587.1

中国版本图书馆 CIP 数据核字（2015）第 126679 号

糖尿病防治中的新鲜事儿
——重大科研为你揭秘糖尿病

主编　贾伟平

上海世纪出版股份有限公司
上 海 科 学 技 术 出 版 社 出版
（上海钦州南路 71 号　邮政编码 200235）

上海世纪出版股份有限公司发行中心发行
200001　上海福建中路 193 号　www.ewen.co
浙江新华印刷技术有限公司印刷
开本 787×1092　1/16　印张 13.5
字数 210 千字
2015 年 7 月第 1 版　2019 年 7 月第 5 次印刷
ISBN 978 - 7 - 5478 - 2698 - 0/R · 936
定价：29.80 元

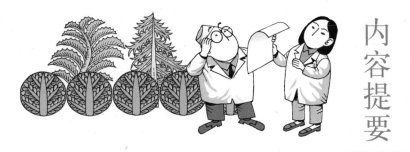

　　2011 年国家科技部启动了 2 型糖尿病发病机制研究的重大项目——"2 型糖尿病病理生理变化的分子机理研究"，旨在为有效干预和防治糖尿病提供新依据、新理论及新措施。通过项目组科学家们的整理汇总和悉心撰写，将研究中的新发现、新方法、新技术、新理论，转化成生动形象、毫不晦涩的科普知识，最终编撰了这本学术严谨、图文并茂、浅显易懂的糖尿病科普图书——《糖尿病防治中的新鲜事儿——重大科研为你揭秘糖尿病》。

　　本书用提问与回答等生动形象的方式，为你讲述了科学家和专科医生在科研和临床诊治中发现和遇到的、患者最为关心或感到迷惑的 100 件"新鲜事儿"，能够很好地帮助糖尿病患者及其家属深入了解科研中的新发现，科学地接纳防治中的新观点和新方法，树立正确的健康观念，建立健康的生活方式，远离糖尿病及其慢性并发症带来的痛苦。

作者名单

主编

贾伟平

编写者(以姓氏笔画为序)

于浩泳　马晓静　方启晨　叶得伟　乐颖影　冯　波
冯晓慧　江　枫　杨俊伟　苏东明　李华婷　林　旭
周　健　庞　璨　胡　承　徐爱民　殷　峻　韩　晓
葛　声　惠宏襄　潘静芬

主编简介

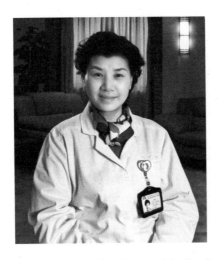

贾伟平,医学博士,主任医师、教授、博士生导师,973计划项目首席科学家。现任上海交通大学附属第六人民医院院长、上海市糖尿病临床医学中心主任、上海市糖尿病重点实验室主任和上海市糖尿病研究所所长,兼任中华医学会糖尿病学分会候任主任委员、中华医学会内科学分会副主任委员。近年来,主持 973 计划、国家自然科学基金重大研究计划等各类重大科研项目 20 余项。担任《中华内科杂志》主编、*Journal of Diabetes Investigation* 副主编、《中华医学杂志》副总编辑、《中华糖尿病杂志》副主编,以及 *The Lancet Diabetes & Endocrinology*、*Diabetes* 等期刊编委。享受国务院特殊津贴。获国家、教育部、上海市等各级科技进步奖 20 余项,其中第一完成人 10 余项。入选上海市领军人才、上海市优秀学科带头人等人才培养计划,2006 年获卫生部有突出贡献中青年专家称号,2007 年获得上海市劳动模范称号,2008 年被评为上海市"三八"红旗手标兵,2009 年被评为全国"三八"红旗手,2010 年获得全国先进工作者称号,2011 年被评为上海市科技精英,2012 年被评为全国优秀科技工作者。

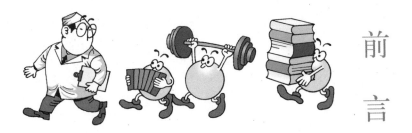

　　过去的 20 年间，中国的 2 型糖尿病患病率呈陡然增长的态势，从 1994 年的 2.28％增长至 9.7％，目前估测我国糖尿病患者已高达 9 240 万，尚有成人中的 15％，即 1.48 亿人已有血糖轻度升高，但还未达到糖尿病程度的"候补者"。简而言之，中国 20 岁以上的成人中，1/4 是"糖人"！然而"糖人"的生活并不"甜蜜"。在我国，60％的糖尿病患者伴有至少一种慢性并发症，严重者可发生中风、心肌梗死、截肢、失明、肾衰竭等重大伤害，从而严重影响患者及家庭的生活质量，造成重大的经济负担和社会负担。

　　尽管政府、行业协会及专业工作者已投入了较大的财力、人力和物力用于糖尿病的防治，但糖尿病带来的健康损害尚未明显改善。其原因之一是 2 型糖尿病的发病机制尚未完全解析，缺乏更为细致精准的诊断分型、预警及治疗的新方法及手段。为此，国家科技部启动了 2 型糖尿病发病机制研究的重大项目，旨在为有效干预和防治糖尿病提供新依据、新理论及新措施。我有幸作为项目负责人主持了国家"973"计划项目——"2 型糖尿病病理生理变化的分子机理研究"，与乐颖影、韩晓、徐爱民、杨俊伟、惠宏襄等学者共同承担这项使命重大的任务。

　　经过项目中 6 个课题组的努力拼搏，原创性地发现了中国人 2 型糖尿病若干个新易感基因，从而构建了中国人群 2 型糖尿病遗传易感性的图谱；一些营养元素摄入量的多少亦可影响糖尿病的发生或逆转，从而为营养元素干预糖尿病提供了新策略；能量代谢失衡会导致某些"关键"因子的"异常"作用，从而成为参与糖

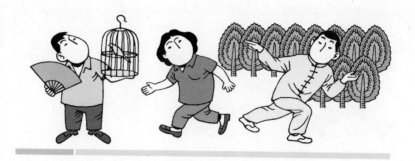

尿病发生机制的新成员。然而如何将这些科研成果及时传递给民众,进一步为科学防控糖尿病添砖加瓦呢?我们项目组科学家形成了共识——那就是要将研究中的新发现、新方法、新技术、新理论,转化成生动、形象、毫不晦涩的科普知识,帮助大众进一步揭开糖尿病的神秘面纱。通过各课题组专家的整理汇总和悉心撰写,最终编撰成一本学术严谨、图文并茂、浅显易懂的糖尿病科普图书——《糖尿病防治中的新鲜事儿——重大科研为你揭秘糖尿病》,希望能够把深奥的科学知识化繁为简,用通俗易懂的语言向大众传递糖尿病防治中的新知识及新信息。

本书用提问与回答的方式,讲述了我们在科研和临床诊治中发现和遇到的,以及患者最为关心或感到迷惑的 100 件"新鲜事儿"。期待本书能帮助读者了解糖尿病相关知识,树立正确的健康观念,倡导健康生活方式,远离慢性代谢性疾病。

在本书的编著过程中,感谢"973"项目组所有成员的努力,以及专家组唐朝枢教授、方福德教授的热忱帮助与指导。即将面世的本书仍存在不足之处,恳请各位读者提出宝贵建议和意见,以期日后改进与完善。

2015 年 6 月

目录

亦正亦邪的细胞因子 ························· 1

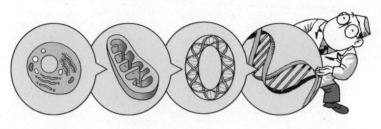

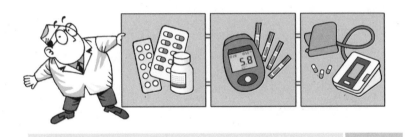

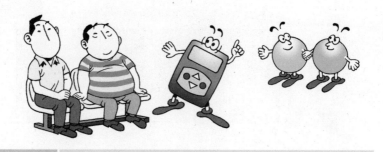

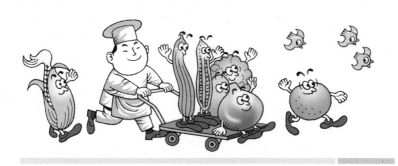

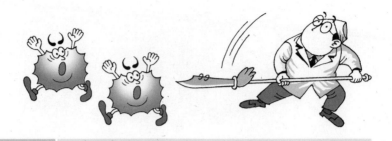

亦正亦邪的细胞因子

    细胞是生物体基本的结构和功能单位,细胞因子是一类由细胞分泌的蛋白质,犹如携带重要指令的"信使",在细胞的信息传递方面具有重要作用,激发或抑制多种生理和病理反应,在人体起着"亦正亦邪"的重要作用。正常情况下,细胞因子的分泌受人体严格的调控,但是在病理状态下,细胞因子的分泌和功能会出现各种异常,一方面可以参与免疫反应和应对代谢应激,保护人体;另一方面也可以导致病态,与许多疾病的进展相关。研究表明,细胞因子在疾病的预防和诊断中起重要作用,能帮助医生早期发现、早期诊断糖尿病及其他代谢相关疾病。同时,一些新细胞因子在糖脂代谢中的重要作用使其成为治疗肥胖、糖尿病、脂肪肝、血脂紊乱等疾病的理想靶点,有望成为代谢性疾病治疗的"明日之星"。

传递健康与疾病信息的"信使"

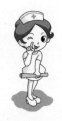

　　我们知道,细胞是生物体基本的结构和功能单位,人体的功能活动是由多种细胞协同完成的,而细胞间主要通过各种信息的信号传导来协同完成各种功能。在细胞之间的信息传导中起主要作用的就是细胞因子。那么到底什么是细胞因子呢?

　　细胞因子是一类由细胞分泌的低分子量可溶性蛋白,虽然十分微小,但犹如携带重要指令的"信使",在细胞的信息传递方面具有非常重要的作用,使各种细胞之间保持着悄悄的对话,激发或抑制多种生理病理反应,特别是在机体的代谢调控、感染、免疫反应、炎症、外伤、败血症、肿瘤以及生殖中起重要作用。细胞因子包括炎症趋化因子类、干扰素类、白细胞介素类、淋巴因子、肿瘤坏死因子等。细胞因子由多种细胞分泌,包括免疫细胞像巨噬细胞、B淋巴细胞、T淋巴细胞、肥大细胞以及内分泌细胞,成纤维细胞和多种间质细胞、肝细胞、脂肪细胞等也能分泌细胞因子。一般一种细胞因子可由多种细胞分泌。

　　如果把细胞因子比作"微信",那么就还应该有"接收器"——细胞因子受体。细胞因子受体是一类存在于胞膜或胞内的特殊蛋白质,能与细胞外专一信号分子(某种细胞因子)结合,进而激活细胞内一系列生物化学反应,使细胞对外界刺激产生相应的效应。细胞因子受体是能与细胞因子特异(有专一性,只与特定的细胞因子)结合而发挥广泛多样生物学功能的一类受体。根据其三维结构的不同,细胞因子受体可分类为:免疫球蛋白超家族、造血生长因子家族、干扰素家族、7次跨膜螺旋家族以及白细胞介素-17受体家族等。

细胞因子究竟是怎样在细胞之间传达消息的呢？科学研究发现，各种细胞因子由细胞分泌后，可以近距离或者远距离地向其他相对应的细胞传达信息而发挥作用，并且其传达的信息可以是多效的、重叠的、拮抗的或者是协同的。如果细胞因子主要作用于产生细胞因子的细胞本身，调节该细胞自身和邻近同类细胞的活性，主要在局部发挥效应，医学上称为自分泌；如果细胞因子由细胞分泌后进入组织液，弥散至邻近的靶细胞，调节其功能，医学上称为旁分泌；如果细胞因子由细胞分泌后进入到全身体液中，以体液为媒介对靶细胞产生效应，医学上称为内分泌。细胞因子与靶细胞膜上受体结合后，可以引起靶细胞内信号表达，从而改变细胞功能，包括上调或下调一些基因和转录因子的表达，然后导致靶细胞表达其他的细胞因子，作用于其他细胞。这三种方式的"细胞对话"在体内形成了一个十分复杂的语言调节网络，共同参与人体多种重要的生理功能和病理过程，在机体的免疫应答、炎症反应、物质代谢和胚胎发生、生长发育等多个方面发挥重要作用。

名词解释

表达

即基因表达，是指细胞在生命活动中，把储存在 DNA 顺序中遗传信息经过转录和翻译，最终转变成具有生物活性的蛋白质分子。

破解细胞间的"悄悄话"

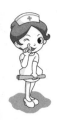

细胞因子在细胞间传递的"悄悄话"对人体功能的调控起着重要的作用。我们是否可以通过破解它们传递的信息，发现疾病发生和发展的秘密，从而在疾病的预防、诊断和治疗中获得掌控权呢？

细胞因子与疾病的关系

现在已知细胞因子是通过与相应受体结合而发挥复杂的生物学功能,其异常产生常常是许多疾病的诱发或促进因素。正常情况下,细胞因子表达和分泌受机体严格的调控,但是在病理状态下,细胞因子和它的受体会出现异常性表达,表现为细胞因子及其受体的缺陷以及细胞因子表达过高等。细胞因子可以在抗感染和免疫反应中起重要的作用,但它也可以在炎症、外伤以及败血症中发生异常调节从而导致病态。细胞因子产生的不良反应与许多疾病状态相关,如阿尔茨海默病(俗称老年痴呆)以及癌症中会有某些细胞因子的改变。细胞因子的过表达可以引发一种危险的综合征叫细胞因子危象,这是一项临床试验里发现的与细胞因子相关的严重不良反应。细胞因子危象是 1918 年"西班牙流感"致死的主要原因,因为患者体内高水平的细胞因子产生了强大的免疫反应,与流感病毒激烈地搏杀导致两败俱伤。另外一个重要的关于细胞因子危象的例子是急性胰腺炎,细胞因子相互作用促进了炎症反应综合征和多器官衰竭。

细胞因子与疾病预防和诊断

近年来,细胞因子在细胞间传递的各种"悄悄话"逐渐被破解。研究表明,细胞因子与许多疾病的病理过程的发生、发展息息相关,并在疾病的预防

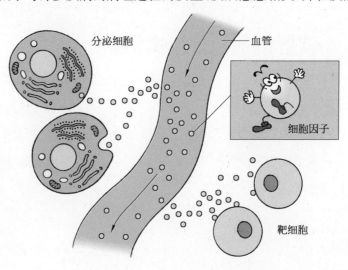

诊断中起重要的作用。例如,血浆中多种细胞因子的水平对预测自身免疫性疾病如类风湿关节炎,以及食物或药物对炎症进程的免疫调节具有重要的价值。另外,血循环中白细胞介素-7(IL-7)是一种参与 T 细胞稳态的重要的细胞因子,临床已运用于艾滋病患者的血液检测之中。研究发现许多细胞因子与多种相应疾病的发生、发展独立相关。相信随着研究的进一步发展,越来越多的细胞因子会成为疾病的生物学标志物而被运用于临床。

细胞因子与疾病治疗

根据细胞因子的功能,利用重组 DNA 技术,一些细胞因子已经可以采用人工重组的方法生产出来用于人体蛋白补充疗法。迄今为止,重组并用于临床各种疾病的细胞因子包括:成骨蛋白(BMP),运用于与成骨相关的疾病;促红细胞生成素(EPO),运用于贫血;粒细胞集落刺激因子(G-CSF),用于治疗癌症患者的中性粒细胞减少症;粒细胞-巨噬细胞集落刺激因子(GM-CSF),用于治疗癌症患者中性粒细胞减少和真菌感染;α 干扰素,用于治疗丙肝和多发性硬化;β 干扰素,用于治疗多发性硬化;白细胞介素-2(IL-2),用于治疗癌症;白细胞介素-11(IL-11),用于治疗癌症患者的血小板减少症;γ 干扰素,用于治疗慢性肉芽肿性疾病。

自产自销的减肥良药——瘦素(1)

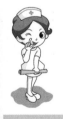

赵小姐:体形问题困扰我很久了,现在大家都说瘦素是一种天然物质,减肥效果很好。我想听听医学专家的意见,这是真的吗?

什么是瘦素,它有什么作用

瘦素(leptin)是脂肪细胞中的肥胖基因编码的一种蛋白质,主要是由白色脂肪组织尤其是皮下脂肪组织分泌。瘦素是一种多靶器官、功能广泛的细胞因子,已有研究证明其在心肌、乳腺、骨骼肌、肺组织、胃黏膜等中均有不同程度的表达,其作用途径主要是通过与受体结合产生抑制食欲、减少能量摄入、增加能量消耗等生物学效应,并参与神经内分泌疾病、炎症反应、免疫调节、呼吸疾病、肥胖症等多种疾病的发生与发展。瘦素基因表达受多种激素调控,包括胰岛素、糖皮质激素等。

瘦素与肥胖

研究表明,瘦素通过循环系统,远距离作用于下丘脑的食欲及温度调节中枢,通过抑制神经肽分泌,促进黑素细胞刺激素分泌,兴奋下丘脑交感神经中枢,进而调节能量代谢,降低食欲、减少食物摄入,增加能量消耗,从而减轻体重。瘦素还能减少体内脂肪蓄积,对脂肪细胞的生长、代谢存在直接调节作用。

当血液中瘦素水平正常时,瘦素抑制摄食,但对脂肪代谢不起作用;当超出正常水平时,瘦素可通过与下丘脑部位的食欲刺激网络相互作用控制饮食,同时促进脂肪代谢,使消耗大于吸收,从而减少体重。瘦素促进能量消耗的作用是通过抑制脂酰辅酶脱氢酶的活性实现的。研究表明,抑制此酶的活性或该基因缺失的小鼠会消耗大量的脂肪和脂肪酸,体重显著减轻,并使患有脂肪肝的小鼠脂肪含量降至正常水平。人体内瘦素的分泌量与体内脂肪含量成正比,那为什么肥胖的人瘦素高还会胖呢? 这是因为肥胖患者对瘦素产生抵抗,瘦素水平上升造成瘦素受体水平反馈性下调或受体后信号转导受阻,导致瘦素抵抗。也就是说体内的瘦素虽然多了,但它不能发挥正常效用,就好比虽然有子弹,但找不到靶子。当瘦素抵抗时,瘦素对体重和能量的平衡作用减弱,某些具有刺激食欲的神经肽释放增加,使人体食欲增强从而导致体重增加和肥胖。

瘦素可以用来减肥吗

既然瘦素有这么好的作用,又是人体内的自然产物,那么我们可以用这种天然良方来减肥吗? 当我们人为地增加人体循环中瘦素的含量后,是否可以使瘦素对机体的减重作用大于瘦素抵抗作用从而达到减肥的作用呢?

研究表明，直接将瘦素注入大鼠的大脑里后，可以发现大鼠食物摄入和身体脂肪的含量明显减少。而且在大鼠外周组织注入瘦素后也能减少体重和体脂，并且这种效应不需明显减少食物摄入即可实现。临床观察研究表明，

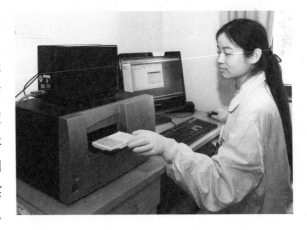

人体循环中瘦素水平的增高可减少非酒精性脂肪肝患者肝细胞的损害，并使肥胖患者的胰岛素抵抗和肝脏肝细胞的脂肪沉积好转。或许在不久的将来，以瘦素为主要靶点的减肥药可能会出现在我们的生活当中，给肥胖者带来福音。

促进健康的多面手——瘦素(2)

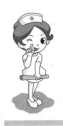

除了降低体重，瘦素还有其他不为众人所知的作用？

瘦素(leptin)是由脂肪组织分泌的一种肽类激素，能通过血液循环经血脑屏障进入脑内发挥作用。瘦素受体不仅在下丘脑区域高度表达，其他区域例如脑干、海马区、中脑黑质也有表达。瘦素与下丘脑神经元中的瘦素受体结合后，能够抑制食欲并能增加能量消耗，降低体重。最近科学研究发现，瘦素通过与脑内瘦素受体结合后，不仅可以发挥降低体重的作用，还可以通过脑内神经元作用来改善记忆，调控情绪，调节骨代谢，真是促进健康的多面手。

瘦素能够增强记忆力

众所周知,海马区是脑中学习与记忆的重要功能区,瘦素能够与海马区的瘦素受体结合,对海马区神经元的可塑性进行调节。动物实验证实,瘦素受体受损的大鼠不能很好地完成学习任务,而把瘦素注射到海马区能改善学习记忆表现。可见瘦素不仅起到减肥的作用,还有可能让人更聪明。

瘦素抗抑郁,拥有好心情

最近一项研究发现瘦素同时具有抗抑郁作用。人工诱导出抑郁行为的大鼠,其体内瘦素水平降低,在系统性地注射瘦素后,抑郁行为改善,这与抗抑郁药物的作用是相同的。该研究还证实,具有抗抑郁作用的瘦素受体同样位于海马区。瘦素有可能是一种新的抗抑郁药物,而体内瘦素代谢紊乱有可能会造成抑郁。

瘦素壮骨骼,促进骨愈合

瘦素与下丘脑神经元受体结合后,通过交感神经作用于骨组织,调节骨组织代谢,减少疏松脆弱的骨松质,增加致密坚韧的骨皮质。瘦素还可以调节能量摄入与胰岛素样生长因子1(IGF-1)通路的平衡,从而对骨组织代谢产生影响。瘦素的这种作用能够增加骨体积,增强骨抵抗力。这一发现预示

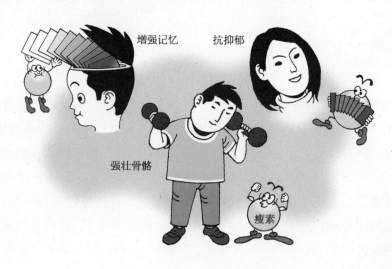

增强记忆　　抗抑郁

强壮骨骼

瘦素

瘦素有可能成为一种促进骨再生的药物,用于促进骨折愈合。

瘦素功能好,年龄有差别

机体在不同的时期对瘦素的反应是不同的。来自英国的一项研究表明,用瘦素处理怀孕期的母鼠以及哺乳期的子鼠,能够预防高脂饮食诱导的子鼠体重增加。流行病学证据也证实,胚胎期和出生后早期是机体受环境影响的关键窗口期,此时应用瘦素,可能会避免以后肥胖的发生。

瘦素也有对手,平衡是关键

瘦素和饥饿激素的作用是相互拮抗的。饥饿激素由胃细胞分泌,能够引发饥饿感,促进胃酸分泌以及胃肠蠕动。瘦素与饥饿激素受体均分布在下丘脑区域,此处神经元细胞收到相互拮抗的饥饿信号与饱感信号。只有双方攻守平衡,我们就会摄入所需的热量,并且适可而止。当饥饿激素产生过多的时候,身体就会过度饮食,导致肥胖。研究告诉我们:建立健康的生活方式如减少精神压力,保持充足的睡眠,能够减少饥饿激素的产生,降低食欲,保持好身材。

有利有弊的"双刃剑"——单核趋化因子-1

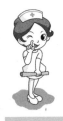

趋化因子是免疫细胞产生的具有趋化白细胞作用的细胞因子。单核趋化因子-1(MCP-1)属于趋化因子家族中的一员,它在糖尿病及其并发症中有什么作用?

趋化因子能够招募白细胞来到特定的炎症病灶,发挥防御和清除入侵病原体等异物的作用。趋化作用是炎症发生过程中重要的起始步骤。

MCP-1 的来源与作用

MCP-1可由单核细胞、巨噬细胞、成纤维细胞、内皮细胞、B细胞、平滑肌细胞等多种细胞分泌。当机体有炎症等损害时，MCP－1分泌增加，并与相应的受体结合，启动炎症细胞的迁移和活化，通过浓度梯度来引导炎症细胞到达病灶，发挥作用。MCP－1的作用主要是招募单核细胞，还可以作用于淋巴细胞和嗜碱性粒细胞。然而最近的研究发现，MCP－1在糖尿病肾病、动脉粥样硬化等疾病中也发挥重要作用，可见MCP－1是把"双刃剑"，既能抵御"外敌"入侵，又会挑起"内战"，导致机体损伤，尤其是血管的病变。

糖尿病状态下，MCP－1水平升高

糖尿病慢性并发症遍及全身各重要器官，与非糖尿病人群相比，糖尿病人群中心血管疾病患病率升高2～4倍。在血管病变过程中，MCP－1起了重要作用。MCP－1在生理情况下呈低水平表达，糖尿病时在高血糖、蛋白非酶糖化产物、血管紧张素Ⅱ、氧化应激、炎症等刺激因素影响下，MCP－1表达明显上调。而过多表达的MCP－1能够破坏血管内膜，诱发糖尿病血管病变。

MCP－1破坏血管内膜，进而促进动脉粥样硬化形成

MCP－1对血管内皮的破坏作用，是逐渐深入的。首先，MCP－1可诱导单核细胞在内皮细胞黏附分子的作用下黏附于内皮细胞表面，使内皮细胞发生损伤，内皮细胞通透性增加使血液中的脂质易于沉积在内膜。同时单核细胞进入内皮下，转化为巨噬细胞，吞噬脂质尤其是氧化的低密度脂蛋白（LDL），转变成泡沫细胞（巨噬细胞源性泡沫细胞），它是动脉粥样硬化的早期病变、脂斑的主要成分。接着，MCP－1可诱导血管平滑肌细胞的增殖和移动。增生的平滑肌细胞发生表型转变，表面有LDL受体，可以结合、摄取LDL及极低密度脂蛋白（VLDL）而成为肌源性泡沫细胞，参与病变的形成。

糖尿病患者动脉粥样硬化的危害

糖尿病血管并发症的病理基础是动脉粥样硬化形成，直接导致冠心病、脑血管病和外周血管疾病，是糖尿病患者致死、致残的主要病因。目前，关于MCP－1参与形成动脉粥样硬化的机制及其主要影响因素已成为糖尿病血管并发症的研究热点，深入研究MCP－1，并寻找减少其生成的方法，可以更深

入地了解动脉粥样硬化的形成机制，找到治疗的有效途径。

两难选择的肿瘤坏死因子

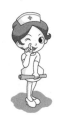

肿瘤坏死因子，顾名思义，应该是一种能够对抗肿瘤的物质。那么，到底什么是肿瘤坏死因子，它从哪里来，又有什么作用呢？

1975 年 E. A. Carswell 等人发现接种卡介苗的小鼠注射细菌脂多糖后，血清中出现一种能使多种肿瘤发生出血性坏死的物质，将其命名为肿瘤坏死因子（TNF - α）。体内的多种细胞如 CD4$^+$ 淋巴细胞、自然杀伤细胞、中性粒细胞、肥大细胞、嗜酸性粒细胞和神经细胞都可分泌 TNF - α，但体内的 TNF - α 主要来自巨噬细胞的分泌。

多途径杀伤肿瘤

TNF - α 可以通过多种途径来杀伤肿瘤。TNF - α 与其受体结合后，形成复合体，该复合体能够招募一系列相关蛋白，诱发不同的下游信号通路，最终促使肿瘤细胞程序性凋亡。另外，TNF - α 可导致肿瘤血管功能紊乱：TNF - α 能够促进肿瘤血管血栓形成，影响肿瘤组织血供，最后导致肿瘤细胞自溶，肿瘤出血性坏死、消退或消失；同时，它有抗新生血管形成的作用；TNF - α 还可以破坏肿瘤血管内皮的屏障，导致肿瘤血管高渗透性，使化疗药物更易于到达肿瘤局部，提高疗效，降低毒副反应。此外，TNF - α 能够促进其他免疫细胞的增生与分化，增强机体的免疫功能，诱导有效的抗肿瘤免疫效应。

也可引起胰岛素抵抗

TNF - α 是杀伤肿瘤的人体卫士，但是基础研究以及临床应用均发现，它也能够引起胰岛素抵抗。胰岛素抵抗是指胰岛素介导的葡萄糖摄取和代谢能力减低,这是肥胖和 2 型糖尿病发病机制的一个共同特征。目前认为肥胖是一种慢性低度非特异性炎症反应,肥胖时脂肪细胞分泌多种细胞因子,参与胰岛素抵抗的发生,如 TNF-α、白细胞介素-6(IL-6)等。其中 TNF-α 在胰岛素抵抗的发生机制中占有极其重要的地位。

TNF-α 介导的胰岛素抵抗,主要是通过增加胰岛素受体底物(IRS)的丝氨酸磷酸化,阻碍 IRS 正常的酪氨酸磷酸化,导致 IRS 与胰岛素受体的结合能力下降,并减弱 IRS 激活其下游的磷脂酰肌醇-3 激酶的磷酸化过程,干扰胰岛素信号通路。信号通路受干扰,胰岛素的作用就打了折扣,临床上就表现为胰岛素抵抗,糖尿病、肥胖等病症随之而来。

亦正亦邪尚需趋利避害

目前已有临床结果证明,恶性肿瘤晚期的患者,血浆中的 TNF-α 水平明显升高,并与胰岛素抵抗程度呈明显正相关,证实 TNF-α 在胰岛素抵抗方面的不良作用。但 TNF-α 作为抗肿瘤的有效药物,其在兼有糖脂代谢障碍的患者中的应用,应引起临床高度重视。如何进行选择,趋利避害,仍然是一个难题。

糖尿病的隐形"帮凶"——视黄醇结合蛋白 4

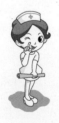

遗传、环境因素、肥胖、自身免疫因素以及感染等参与了糖尿病的发病。随着糖尿病的各种发病因素的"面纱"被逐一揭开,是否还有其他的我们未知的因素仍然在作祟呢?最新的科学研究发现,视黄醇结合蛋白 4(RBP4)就是这样一个糖尿病的"帮凶"。

众所周知,糖尿病是一种常见的慢性疾病。随着人们生活水平的提高,人口老龄化进程的推进以及肥胖发生率的增加,糖尿病的发病率呈逐年上升的趋势。

视黄醇结合蛋白 4 是什么

实际上，视黄醇结合蛋白 4（RBP4）是一种新发现的脂肪细胞因子，主要由肝细胞合成，其次为脂肪组织，广泛地分布在人体的血清、脑脊液、尿液以及其他体液之中，在人体的血浆中主要负责结合和转运血浆中的维生素 A。

作为一种新发现的脂肪细胞因子，目前的大多数研究认为，RBP4 可以降低胰岛素敏感性，促进胰岛素抵抗，并在糖尿病和肥胖等疾病的发生中起着重要的作用，且有望为探索胰岛素抵抗、2 型糖尿病的发病机制及治疗手段提供新的线索。

RBP4 是如何促进糖尿病的发生的呢

很多 2 型糖尿病的初期是可以通过降糖药物治疗来控制血糖水平，这主要是通过药物提高人体的胰岛素敏感性或是增加人体自身分泌的胰岛素。然而随着胰岛素抵抗越来越严重，也就是说，自身分泌的胰岛素不能够有效地降低血糖，或是机体长期处于高胰岛素血症的状态，直至最后胰岛功能失代偿，需要外源性补充胰岛素才能控制血糖。那么 RBP4 在这个过程中究竟扮演了什么样的角色呢？

首先，RBP4 与胰岛素抵抗密切相关。科学研究发现，胰岛素抵抗的小鼠脂肪组织中的 RBP4 表达增加，血清中的 RBP4 水平也上升。RBP4 能够干扰胰岛素信号传导系统，增加肝糖输出。研究也显示，血清中的 RBP4 浓度与胰

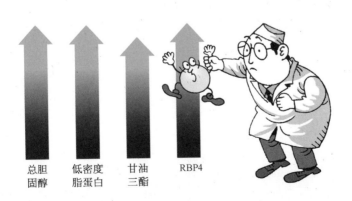

总胆　　低密度　　甘油　　RBP4
固醇　　脂蛋白　　三酯

岛素抵抗呈独立相关，与胰岛素的分泌和敏感性呈负相关。

其次，RBP4可能通过腹内脂肪介导胰岛素抵抗。腹型肥胖的人，内脏脂肪（腹内脂肪）比较多，过多的内脏脂肪对人的身体有很大的危害影响。有科学研究发现，伴有胰岛素抵抗的腹型肥胖受试者，在接受了运动干预后，胰岛素抵抗减轻者血清中的RBP4水平也随之下降。

再次，RBP4的水平过高与脂质代谢紊乱也有密切关系。科学研究发现，RBP4这个指标与人们常见的生化检测指标，如总胆固醇、低密度脂蛋白、甘油三酯关系密切，呈正相关；而与高密度脂蛋白，也就是人们平时说的"好"指标，呈负相关的关系。脂质代谢的紊乱与糖尿病的发生也有着不可小觑的关系。

综上所述，RBP4很可能就是一名躲在糖尿病身后的隐形"帮凶"，对人们的身体健康产生潜在的威胁。当今的科研正在努力寻找这位"帮凶"的致病机制，有望通过更加深入的了解让这位"帮凶"现出原形，从而找到治疗糖尿病的"撒手锏"！

名词解释

独立相关、负相关、正相关

设两个相关的变量X和Y，在去除了其他影响X或者Y的因素以后，X与Y仍然相关，即为独立相关；当X的值增大（减小），Y值减小（增大），即为负相关；当X的值增大（减小），Y值增大（减小），即为正相关。

化验单上的"新丁"——高敏C反应蛋白(1)

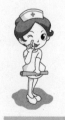

你是否在化验单上看到过这样的一个指标——高敏C反应蛋白？它究竟是一个什么样的指标呢？

细胞因子是指一类由免疫原、丝裂原或其他刺激剂诱导多种细胞产生的低分子量可溶性蛋白质,具有调节固有免疫和适应性免疫、血细胞生成、细胞生长以及损伤组织修复等多种功能。1930 年美国洛克菲勒研究院 AVERY 实验室的研究者发现,急性感染患者的血清能与肺炎双球菌细胞壁上的 C 多糖发生沉淀反应,后证实参与反应的是一种人体细胞产生的蛋白质,故将其称为 C 反应蛋白(CRP)。

高敏 CRP,高在哪

正常状态下,CRP 分子以五聚体形式存在,在酸性或碱性环境中也可分解为单体,从而引起某些免疫反应,但由于 CRP 单体存在于细胞膜而非血清中,故很难检测。炎症、感染、组织损伤时,在细胞因子(如白细胞介素-6、肿瘤坏死因子)等的刺激下,CRP 主要由肝脏生成,并可在其他组织局部,如神经细胞、单核细胞、淋巴细胞及动脉粥样硬化斑块内合成。采用临床常规方法测定 CRP 时,因检测方法缺乏足够的敏感性,无法测出血液中含量更低的CRP。高敏 C 反应蛋白(hsCRP)与普通 CRP 属同一种蛋白,只是由于其测定方法更敏感而得名。

hsCRP 起怎样的功效

CRP 具有多种生物学功能,参与多种自身生理及病理生理过程。一方面CRP 参与机体的防御功能,另一方面,CRP 对补体激活后的炎症反应所带来的潜在破坏性具有限制作用。

hsCRP 在健康人血清中含量甚微,但在感染、炎性疾病、组织损伤、恶性肿瘤、手术创伤及组织坏死等情况下,几小时内迅速升高,并继续急剧上升,在 24～72 小时可达高峰,超过正常水平的十至百倍,甚至千倍。病变消退后,hsCRP 可迅速下降至正常。hsCRP 上升速度、幅度、持续时间与病情及组织损伤的严重程度密切相关,且不受放疗、化疗、皮质激素等治疗手段的影响。因此,hsCRP 在感染、心脑血管性疾病、糖尿病、代谢综合征、外周血管病、慢性阻塞性肺病、哮喘、肿瘤等多种疾病中用于指导临床诊疗。此外,CRP 和 hsCRP 的测定还广泛用于神经系统疾病、妇科、产科、外科等多种疾病的诊断与治疗过程,对疾病诊断、判断病情及指导治疗发挥重大作用。

心血管病的"知"心朋友
——高敏 C 反应蛋白(2)

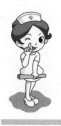

郝先生:我今年55岁,患糖尿病10年了,最近感觉有心悸、胸闷,听说糖尿病会并发心血管事件,所以很害怕。有没有能够预测发生心血管事件风险的化验指标呢?

心血管疾病通常是指高血压、动脉粥样硬化、脑卒中和心脏病,具有发病率高、死亡率高、致残率高、复发率高和并发症多等特点。越来越多的科学研究向大家揭示:高敏 C 反应蛋白(hsCRP)对心血管事件的发生具有一定的预测作用。

近年来,随着人们生活水平的提高和人口老龄化的到来,心血管疾病的发病率和死亡率呈逐年上升趋势,已经成为威胁人们健康的"头号杀手"。

让我们来用这样一组数据说明,在我国,每年有260多万人死于心血管疾病,在成年人群中高血压和血脂异常的患病率分别高达12％和16％,糖尿病的患病率也呈逐年上升趋势,达5％以上。心血管事件包括心血管性死亡(包括心源性猝死、致死性心肌梗死、致死性卒中、因心力衰竭和主动脉瘤破裂而导致的死亡)、非致死性心肌梗死、非致死性脑卒中。心血管事件发生的危险因素有哪些呢?

人们通常知道的一些心血管疾病的危险因素有:年龄、高血糖、超重、肥胖、高血压、血脂异常、吸烟、生活压力过大、缺乏运动、饮食结构不平衡等。除了这些传统的危险因子,研究发现,hsCRP 的升高也是心脑血管疾病的一个独立危险因素,临床检测 hsCRP 的浓度对预测心血管事件有重要意义。

hsCRP 水平对健康老年人有预示心脑血管事件发生的作用。因此,在健康老年人中进行 hsCRP 检测可能是有益的,根据 hsCRP 水平对健康老年人进行危险分层,并对高危及中危人群加强干预,如改变生活方式或给予适当的药物治疗等,可能降低这些人群发生远期心脑血管事件,减少冠心病、脑血管疾病的发病率。

流行病学调查显示,血浆 hsCRP 升高者发生心肌梗死的概率是正常人群的 3 倍,它是心血管疾病的预示因子和危险因子。血浆 CRP 水平高的心电图 ST 段抬高急性心梗患者一年内容易发生再梗。研究证实,hsCRP 不仅可用来评估未来 6～10 年出现心血管疾病发作的危险性,而且还是首次发生心血管疾病危险性的非常有效的预测指标。van der Meer 等对临床 hsCRP 常规检测在预测冠心病发病的危险性作用方面进行研究,他们将 hsCRP 与其他心血管疾病的危险因子进行对照比较,结果显示,在校正了年龄和性别因素的影响后,hsCRP 高值人群发生心肌梗死的危险性是低值人群的 2 倍。

此外,hsCRP 还能有助于判断冠心病的预后。据报道,随着血流的重建、危险因素的控制和粥样斑块的稳定,如 hsCRP 水平有所下降,预后也相对较好;如果 hsCRP 持续在高水平则提示预后不良。研究显示,血清 CRP 浓度比冠脉狭窄程度对临床预后具有更高的判断价值。发生急性心梗后 1 年,在合并有左室衰竭、心力衰竭加重和心源性死亡的患者中有较高的 CRP 浓度。许多研究证实,CRP 持续高水平是患者预后不良的表现,采取一些干预措施降低 CRP 浓度,可改善其预后效果。

相信在不久的未来,hsCRP 将联合其他血清分泌蛋白成为强有力的心血管病危险的预测指标。通过科学家们的不断探索,有望能够更早地预测心血管事件的发生风险,为人类造福。

名词解释

预后

疾病的可能病程和结局,包括判断疾病的特定后果,如康复,某种症状、体征和并发症等的出现或消失,以及死亡。

多种疾病的"告示牌"
——高敏 C 反应蛋白(3)

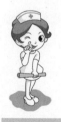

近日赵女士去医院做体检,当她拿到化验单,看到有一项"高敏 C 反应蛋白"非常陌生,也不知道其数值的高低意味什么。那么究竟我们该如何解读"hsCRP"的数值呢?

糖尿病防治中的新鲜事儿——重大科研为你揭秘糖尿病

在日常生活中,广大老百姓可能更为关注的是医生给患者开具了高敏 C 反应蛋白(hsCRP)检查后,如何去解读呈现在化验单上的结果。下面我们就将对此做一个简单的归纳。

C 反应蛋白(CRP)是人类最重要的急性期反应蛋白,急性期浓度可升高上千倍。人类 C 反应蛋白主要由肝脏产生,是五个相同的亚基依靠非共价键形成的环状五聚体。CRP 特征反应是能在钙离子存在的条件下特异性结合磷酸胆碱基团。

近年来关于 CRP、hsCRP 的研究越来越多,应用越来越广泛。在感染、心脑血管性疾病、糖尿病、代谢综合征、外周血管病、慢性阻塞性肺病、哮喘、肿瘤等多种疾病中用于指导临床诊疗。目前已经知道,CRP 和 hsCRP 的临床意义并不完全相同,CRP 在感染性疾病和结缔组织病中有较高的应用价值,而 hsCRP 近年来在心脑血管疾病、糖尿病中越来越受到关注。

与细菌感染的关系

血清中的 CRP 的水平是机体是否受到感染的"指示牌"。一般情况下,细菌感染时,血清 CRP 的水平可以中等度至明显升高,阳性率可达 90% 以上。而病毒等感染的时候 CRP 水平多正常或轻度升高。CRP 水平还与感染范围和感染严重程度有一定关系,10～99 毫克/升提示局灶性或浅表性感染,≥100 毫克/升提示败血症或侵袭性感染等严重情况。

与结缔组织病的关系

CRP 作为一种急性期反应蛋白,在大多数结缔组织病(如类风湿关节炎、幼年特发性关节炎、系统性血管炎等)的活动期均可升高,CRP 水平是类风湿关节炎早期关节破坏以及判断预后的重要预测指标之一。

值得提出的是,在系统性红斑狼疮疾病活动及感染时 CRP 均可升高,但升高的水平有所不同。感染时 CRP 升高往往非常明显,而系统性红斑狼疮患者即使处于非常活动期,CRP 也仅轻度升高(一般<60 毫克/升)。

与心血管疾病的关系

CRP 可以反映动脉粥样硬化斑块的成分并预测斑块破裂的可能性,是心血管疾病的独立预测因子。冠心病、急性冠脉综合征患者 CRP 往往明显升高,如心肌梗死患者中血清 CRP 可以急剧上升并达到 100 毫克/升以上,其升高水平与冠状动脉梗阻程度、冠心病终末事件的发生及预后、充血性心力衰竭的程度等均有显著相关性。目前,CRP 已经成为健康人及冠状动脉疾病患者心血管疾病风险的预测因子之一,也是监测疾病治疗效果的指标之一。

2003 年,美国心脏病学会和疾病控制中心制定了判断心血管疾病发生危险性的新标准,即 hsCRP<1 毫克/升为低度危险,1～3 毫克/升为中度危险,3 毫克/升以上为高度危险。研究表明,hsCRP≥2.0 毫克/升是中国人发生心

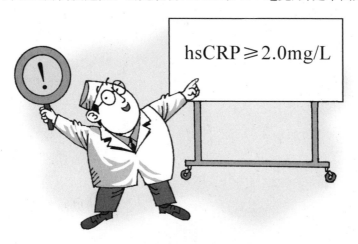

hsCRP≥2.0mg/L

血管疾病的有效预测因子。

与代谢综合征的关系

CRP 或 hsCRP 的升高与代谢综合征,如肥胖、高胰岛素血症、胰岛素抵抗、高脂血症、低高密度脂蛋白血症等密切相关。

但应注意 CRP 及 hsCRP 的测定受多种因素影响,因此在临床工作中,需结合患者的实际情况,适时合理地应用该指标来判断和指导临床工作。

与肥胖和糖尿病密切相关的脂肪因子家族

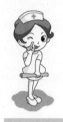

众所周知,肥胖就是体内脂肪组织过多了,是孕育疾病的土壤、是健康的大敌。那么脂肪真的一无是处吗?

现已证实,脂肪组织不光是供能量储备的终末分化器官,还是一个内分泌器官,可以分泌和表达各种脂肪因子,其中相当一部分主要由脂肪组织特异性分泌,如瘦素、脂联素、脂质运载蛋白 2、脂肪细胞型脂肪酸结合蛋白、视黄醇结合蛋白 4 等,作用于局部(自分泌和旁分泌)和系统全身水平(内分泌)。研究表明,肥胖的发生主要是由于脂肪细胞因子分泌异常、脂肪细胞大量增多以及细胞内脂质过度沉积产生的。如今,脂肪细胞因子对肥胖、胰岛素抵抗及 2 型糖尿病等的作用越来越受到重视。

(1)瘦素:瘦素是脂肪组织分泌的调节脂肪和能量平衡的一种细胞因子。在血循环中瘦素水平与脂肪组织的重量呈平行关系,同时它还反映营养状况的改变,在禁食时迅速降低。瘦素的分泌在皮下脂肪中要比内脏脂肪分泌的高得多。研究表明,瘦素与肥胖有重要关系,它可以调节下丘脑的食欲及温度调节中枢,通过抑制神经肽分泌,促进促黑素释放素分泌,兴奋下丘脑交感神经中枢,进而调节能量代谢,降低食欲,减少食物摄入,增加能量消耗,从而减轻体重。

(2) 脂联素:脂联素是一种由脂肪细胞分泌的蛋白质,现已证明脂联素有多种作用,如胰岛素增敏、抗炎、抗糖尿病、心血管保护等。研究表明肥胖患者随着其胰岛素抵抗的增加其血清脂联素水平明显下降,而适当增加血循环脂联素水平可以改善病态的糖代谢状态。脂联素还可降低肥胖所致的脂毒性和炎症反应。另外脂联素可以通过增加内皮型一氧化氮的产生,增加黏附分子和清道夫受体而发挥心血管保护作用。

(3) 脂质运载蛋白2(LCN2):又称明胶酶相关脂质运载蛋白(NGAL),属于脂质运载蛋白家族。LCN2 在脂肪组织中大量表达,受炎症刺激后产生,能结合和转运亲脂物质如维生素 A 酸类、花生四烯酸和甾体类。血清 LCN2 水平与肥胖、高血糖、胰岛素抵抗以及 CRP 水平有关。研究表明 LCN2 缺乏可能与饮食性肥胖和胰岛素抵抗有关,而且伴随着炎症因子前体的升高。

(4) 脂肪细胞型脂肪酸结合蛋白(A-FABP):A-FABP 是一种由脂肪组织分泌的蛋白质。在超重肥胖患者中,血清 A-FABP 显著增加,在女性中比男性多,与炎症活动、脂质运输以及脂肪酸代谢相关,是与代谢相关的重要生物学指标。A-FABP 影响脂肪酸的摄取、运载、酯化和 β 氧化等环节,从而对脂肪酸的氧化功能及磷脂、三酰甘油的代谢起到调节作用。A-FABP 可与脂肪细胞中的激素以及降低血糖、胰岛素及胰岛素抵抗有关,另外 A-FABP 还是心脑血管疾病发生发展中的重要因素。

(5) 视黄醇结合蛋白 4 (RBP4):RBP4 也是一种由脂肪组织分泌的细胞因子,此外它还可以由肝细胞合成,广泛地分布在人体的体液之中。过去认为它主要作用是负责结合和转运血浆中的维生素 A,现研究发现 RBP4 还参与了肥胖

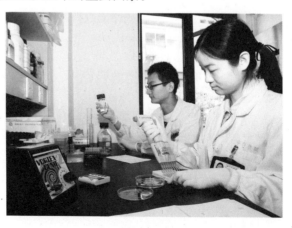

以及 2 型糖尿病的发病过程,高水平的 RBP4 与胰岛素抵抗和脂代谢紊乱都有着密切联系。研究显示胰岛素抵抗的小鼠其脂肪组织中的 RBP4 表达增加,血清中的 RBP4 水平也上升。RBP4 能够干扰胰岛素信号传导系统,增加肝糖的输出。糖尿病患者血清中的 RBP4 浓度越高,胰岛素抵抗越严重,胰岛素的分泌也相应降低。血清中的 RBP4 水平与总胆固醇、低密度脂蛋白和甘油三酯正相关,与高密度脂蛋白负相关。

脂肪也有好产物——脂联素(1)

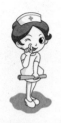

"不识庐山真面目,只缘身在此山中。"很多人看到脂联素的第一反应大概是这种物质可能跟脂肪有关吧,那么它应该对人体不好吧。其实,这种想法是因为对脂联素不了解而做出的判断。下面让我们来认识一下这个与脂肪有着千丝万缕联系的物质。

脂联素是什么

脂肪组织主要由大量聚集成团的脂肪细胞构成,脂联素是在人体皮下脂肪组织、血浆和鼠科动物的脂肪细胞中被发现、由脂肪细胞分泌的一种内源性生物活性多肽或蛋白质,具有抗动脉粥样硬化、抗炎症、降血糖及增强胰岛素敏感性等作用,在糖脂代谢中发挥重要作用。脂联素发挥作用受损与 2 型糖尿病及胰岛素敏感性关系密切。

脂联素影响脂肪和糖类的代谢

脂联素可以促进骨骼肌细胞的脂肪酸氧化和糖吸收,明显加强胰岛素的作用,减少糖的生成,是机体的脂质代谢和血糖稳态的重要调节因子。血浆脂联素水平与甘油三酯和低密度脂蛋白成负相关关系,与高密度脂蛋白成正相关关系。给予脂联素治疗,能明显降低血液甘油三酯和低密度脂蛋白含量,增加高密度脂蛋白含量,改善机体疾病状态。

脂联素与肥胖

根据体内脂肪堆聚部位，肥胖可分为以脂肪主要积聚于腹部的中心型（又称腹型）肥胖和以脂肪积聚于臀部、大腿等处的皮下脂肪型肥胖两类。肥胖者伴有显著的低脂联素血症，尤以中心型肥胖为甚；体脂分布异常（中心型肥胖）及胰岛素抵抗均会导致血清脂联素水平降低。

脂联素与糖尿病

脂联素具有多项生物学作用，其与糖尿病也密切相关。糖尿病患者血中脂联素的水平明显低于正常人群，且肥胖糖尿病组低于非肥胖组。相关分析发现，血脂联素浓度与体质指数（BMI）、空腹血糖、胰岛素抵抗指数和甘油三酯呈显著负相关，而与胰岛素敏感指数呈显著正相关。此结果提示，脂联素可能与 2 型糖尿病的糖脂代谢紊乱有关。

脂联素与冠心病

近年来随着冠状动脉疾病发病的增加，对脂联素的关注也日益加深。对冠心病患者的血清脂联素进行检测，发现有心绞痛及急性心肌梗死者血清脂联素水平明显低于正常对照组，提示血清脂联素可能成为冠心病发生的预测因子，其水平下降可作为冠心病患者病情变化的标志之一。急性心肌梗死患者血清脂联素存在动态变化，低脂联素影响了粥样斑块的稳定性，对疾病的预后及转归有重要意义。血浆脂联素水平随动脉粥样硬化的发展呈进行性下降，脂联素可能抑制动脉粥样硬化的形成涉及多个环节，而低脂联素血症可被看成是动脉粥样硬化发生发展的独立危险因素。因此动态检测脂联素水平对于观察病情变化、判断预后有重要意义。

脂联素与炎症

对女性 2 型糖尿病患者进行研究发现，脂联素可通过刺激抗炎细胞因子的释放减轻炎症反应。但同时，脂联素还有一定的促炎作用。其与炎症因子的相互作用可能是脂联素增强胰岛素敏感性的机制之一。

胰岛素抵抗的潜在对手——脂联素(2)

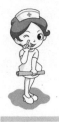

家住上海的王先生今年 62 岁了,已患糖尿病 5 年,存在胰岛素抵抗。两年来,他积极配合医生治疗,目前病情稳定,但医生提醒他,胰岛素抵抗仍然不容忽视。

什么是胰岛素抵抗

正常人体血糖的维持依赖于胰岛素的调控。当机体对正常浓度的胰岛素产生反应不足的现象,亦即需要更高的胰岛素浓度才能产生胰岛素效应,则称为胰岛素抵抗。胰岛素抵抗会造成以下不良后果:① 使脂肪细胞内储存的甘油三酯水解、释放入血,进而提高血浆内游离脂肪酸的含量;② 降低了肌细胞对血液中葡萄糖的吸收和利用;③ 使肝细胞将血糖转化为肝糖原的能力下降,导致血糖含量升高。这种因胰岛素抵抗引起的血中胰岛素和血糖含量增高,最终可导致代谢综合征和 2 型糖尿病等疾病。

脂联素在糖尿病中的作用

前面已经提到脂联素是脂肪组织产生的对机体有好作用的因子,且脂联素在糖代谢中也有重要的作用,那么它的作用到底是怎样的呢? 脂联素对糖尿病的发生及预后有着怎样的作用,它能否用于糖尿病等高糖血症的治疗呢? 下面就让我们一起来了解一下。

在不同种族人群中,糖尿病与低脂联素浓度相关,而低脂联素血症和葡萄糖耐受与胰岛素抵抗关系也很密切。越来越多的证据表明,2 型糖尿病患者血清脂联素水平是降低的,提示血清脂联素水平升高可能对糖代谢紊乱的治疗有益。脂联素与空腹血糖和糖化血红蛋白呈明显负相关,病情控制良好的 2 型糖尿病患者,血浆脂联素水平显著高于对照组,因此,脂联素水平可以作为 2 型糖尿病患者代谢状况控制良好与否的一种新的评判指标。研究发现,脂联素可以预测 2 型糖尿病发生的危险性,血浆脂联素水平与 2 型糖尿病的发生呈独立负相关,血浆脂联素水平较低的健康人群,未来发生2型糖尿病的概率增加。脂联素在治疗2型糖尿病和与胰岛素抵抗有关的代谢综合征方面有一定的价值,体内给予重组脂联素可能有助于改善高血糖症。

脂联素与糖尿病大血管病变

2型糖尿病合并冠心病的患者与不合并冠心病的患者比较,其血浆脂联素水平明显降低,提示2型糖尿病患者体内降低的血清脂联素水平可能与大血管并发症的发生有关。脂联素可能对血管壁和(或)巨噬细胞有直接的保护作用。这为脂联素在体内具有抗动脉硬化的保护性作用提供了直接证据。

脂联素与糖尿病肾病

脂联素水平在2型糖尿病患者是降低的,并且脂联素的水平与糖尿病肾病患者蛋白尿的严重程度呈负相关。研究显示在慢性肾衰竭患者中,血浆脂联素水平明显升高,而在成功进行肾移植后,血浆脂联素水平明显下降。

脂联素——攻克胰岛素抵抗的利剑

对人群的研究发现,2型糖尿病患者血清中脂联素水平与胰岛素抵抗具有明显的关联性,同时鉴于脂联素在糖代谢中的作用,未来脂联素可能用于临床上高血糖症的治疗,尤其是对患有严重胰岛素抵抗患者病情的改善,能起到很重要的作用。

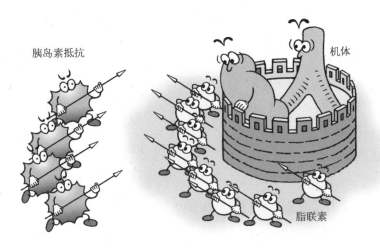

肝脏的信使——肝细胞因子

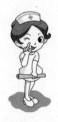

肝脏为人体最大的蛋白质合成器官,能够分泌多种激素样蛋白来调节包括全身糖脂代谢在内的多种生理过程,这类由肝脏分泌的具有多种生物学功能的蛋白质统称为"肝细胞因子"。那么,肝细胞因子包括哪些种类,会发挥什么样的作用呢?

肝细胞因子的种类

肝细胞因子是肝脏的"信使",可以作用于脂肪、肌肉、心脏、大脑、皮肤等几乎所有的人体组织。肝细胞因子包括成纤维细胞生长因子 21、血管生成素相关蛋白 6、胎球蛋白 A、主要尿蛋白 1、硒蛋白 P、性激素结合球蛋白等,功能各异。

肝细胞因子的作用

成纤维细胞生长因子 21 是维持能量平衡稳态的重要蛋白,能够促进脂肪分解及脂质 β 氧化,增加热量消耗,减少组织内脂肪聚集,而且还能增加肝脏、骨骼肌、脂肪组织的胰岛素敏感性,增加血葡萄糖清除率,有效控制血糖水平。

血管生成素相关蛋白 6 则与损伤的修复有关,能够增加受损部位上皮细胞的趋化活性并诱导新生的毛细血管生长,此外它也能够增加机体的热量消耗,从而缓解因饮食过量导致的肥胖和胰岛素抵抗。

胎球蛋白 A 与全身血管的形成、钙化、骨代谢调节、胰岛素抵抗、蛋白酶活性调节、皮肤角质形成细胞迁移,以及乳腺肿瘤细胞增殖调控等多种生物活动都有直接调控作用。

主要尿蛋白是一类低分子量载脂蛋白,之所以称为主要尿蛋白,就是因为它们"身材"小,在肾脏漏出的蛋白质中占主要部分;线粒体是细胞的能源中心,主要尿蛋白 1 能够参与骨骼肌线粒体代谢,增强线粒体功能,从而增加血糖在肌肉中的利用。

硒蛋白P是由肝脏分泌的一种富含硒元素的蛋白质,它具有抗氧化作用,在血液中运输硒的同时还能够保护血管内皮细胞免受过氧化物及自由基的损害。

性激素结合球蛋白同样由肝脏分泌,顾名思义,它负责与血液中的性激素结合。事实上,人体内绝大多数的性激素都连接在性激素结合蛋白上,只有极少数处于游离状态可以与细胞结合发挥作用,因此性激素结合蛋白就像是蓄水池一样,既保有性激素的储备又能缓慢地控制其生效,是维持人体性激素平衡的重要蛋白。

以上这些只是庞大的肝细胞因子家族的几个成员。正是由于肝脏具有分泌多种肝细胞因子的功能,使得肝脏成为调节代谢的核心器官。在许多疾病中,尤其是肥胖、糖尿病、脂肪肝这样的代谢障碍性疾病,肝脏分泌肝细胞因子的状态也会发生显著变化,这既为疾病的诊断提供线索,又为疾病的治疗开辟了一条新思路。

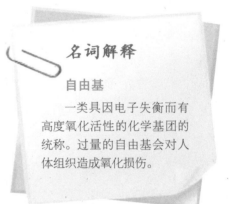

名词解释

自由基

一类具因电子失衡而有高度氧化活性的化学基团的统称。过量的自由基会对人体组织造成氧化损伤。

糖尿病和血脂紊乱的明日克星
——成纤维细胞生长因子21(1)

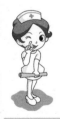

成纤维细胞生长因子21,这个名字听起来很陌生,其实这是一种每个人体内都有的蛋白质。让我们一起来看看,到底什么是成纤维细胞生长因子21,它在人体内又发挥着什么样的作用呢?

成纤维细胞生长因子21(英文简称FGF21)是人体内的一种蛋白质分子,成纤维细胞生长因子家族中的一员。成纤维细胞生长因子是调控细胞生长、增殖分化、组织修复、胚胎发育等生命活动的重要细胞因子。FGF21首次于2000年被日本科学家发现，随后世界各地的学者纷纷开展试验，希望弄清FGF21的作用。与成纤维细胞生长因子家族里的其他"兄弟"不同，FGF21基本不参与调控细胞分裂活动，而更多的是像一个内分泌激素那样在体内四处奔波，调节细胞功能，督促细胞好好工作，为维持人体能量代谢稳态发挥重要作用。

FGF21主要由肝脏产生，随血液达到全身，与细胞表面的相应受体结合后调控细胞活动。FGF21在调节糖脂代谢、能量平衡方面有重要作用。在饥饿时，机体侦测到能量缺乏，便会促进脂肪细胞分解释放游离脂肪酸，增加FGF21的合成，FGF21能促进肝脏利用脂肪酸，增加生酮作用和糖异生作用，使机体通过燃烧脂肪获能。在寒冷刺激下，FGF21则可以激活棕色脂肪细胞，促进脂肪分解、氧化产生热量，帮助维持体温。FGF21还具有独立的类胰岛素作用，可以改善葡萄糖代谢、增加脂肪、肝脏、肌肉等组织对葡萄糖的摄取、改善胰岛素敏感性、增加肝糖原合成、降低肝糖输出、抑制胰高血糖素分泌，从而提高血糖清除率、降低血糖。

FGF21与代谢相关疾病

FGF21在葡萄糖、脂肪代谢中的重要作用使其成为治疗肥胖、2型糖尿病、脂肪肝、高血脂等代谢疾病的理想药物。科学家使用人工喂养的肥胖小鼠，在不改变饮食和运动的条件下，单纯用FGF21治疗后即出现了明显的体重下降，血浆甘油三酯、低密度脂蛋白降低，高密度脂蛋白升高，并且使其原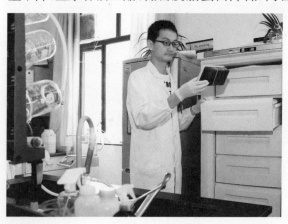本的脂肪肝得到极大改善。相反，如若敲除小鼠的FGF21基因，使其体内不再表达FGF21，则会导致脂肪迅速堆积、体重显著上升。在患有糖尿病的实验动物中，使用FGF21治疗后能使胰岛素敏感性提高、血糖水平显著降低，口服葡萄糖耐量试验（OGTT）显示葡萄糖清除率显著改善，降糖效果有效而平稳，且不会导致低血糖，并且FGF21还可以调节胰岛B细胞，改善其功能和存活率。2013年，美国研究人员将FGF21用于伴肥胖的2型糖尿病志愿者进行临床试验。在经过1个月的治疗后，患者的血脂紊乱得到明显改善，低密度脂蛋白、甘油三酯降低，高密度脂蛋白升高，空腹血糖及空腹胰岛素水平也一定程度下降。

随着代谢性疾病的发展，寻找新的保护因子以调节机体代谢、防治疾病发展已成为研究热点。FGF21作为内源性调节代谢因子，参与机体葡萄糖和脂肪代谢，同时具有缓解胰岛素抵抗、改善胰岛β细胞功能、降低血糖血脂、减轻体重等作用，是未来治疗代谢性疾病的理想靶点。

从肝脏入手防治糖尿病
——成纤维细胞生长因子21(2)

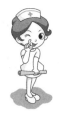

李先生从事IT行业，每天大部分时间都坐在电脑前，下班回家也较少运动，最喜欢坐在沙发上嗑瓜子看电视。如今刚刚年过四十，却也早早戴上了糖尿病的帽子，不仅如此，医生还告诉他患有轻度脂肪肝。那么这两者是否有什么联系呢？

近年来，随着发病率的不断攀升，糖尿病及其心血管并发症已经取代传染性疾病成为严重威胁人类健康的"头号杀手"。目前我国每10人中便有1人患有糖尿病或处于糖尿病前期状态。然而，在中国仍有高达60.7%的糖尿病患者未被诊断或接受任何治疗，很多患者直到出现了严重并发症才意识到自己患有糖尿病，可糖尿病心血管并发症一旦形成，以现有治疗手段几乎无法逆转或治愈。因此糖尿病须及早诊断，并积极降糖治疗，预防或延缓心血管等并发症的发生。

肝脏是全身葡萄糖摄取和储存的最主要场所，人体摄入的葡萄糖有超过

1/3 经肝脏代谢。目前研究表明,肝内胰岛素抵抗是发生高血糖最重要的机制之一,胰岛素无法有效抑制肝脏糖异生,从而造成肝内葡萄糖过度生成。作为糖脂代谢的核心器官,肝脏能分泌多种调节糖代谢、脂代谢的肝细胞因子,这些肝细胞因子不仅能作用于脂肪、骨骼肌等肝外组织使其增加胰岛素敏感性,还可以作用于肝脏自身,改善肝脏的胰岛素抵抗。肝细胞因子或许将成为治疗糖尿病的新突破口。

成纤维细胞生长因子 21(FGF21)是多种肝细胞因子中研究最多、最具研发潜能的一个。FGF21 主要由肝脏分泌,已被证实对能量代谢稳态、糖脂代谢及胰岛素敏感性具有重要的调节作用。动物以及人体的相关实验表明,FGF21 能够改善高脂饮食引起的肥胖及其他相关代谢障碍,包括高血糖、胰岛素分泌不足、胰岛素抵抗、高脂血症及脂肪肝。此外,FGF21 还可以促进脂肪细胞分泌脂联素。脂联素是一种有益的脂肪细胞因子,能够促进脂肪酸氧化以及葡萄糖吸收,降低血糖、血脂,增强胰岛素作用。

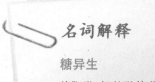

名词解释

糖异生

将脂类、氨基酸等非糖物质转化为糖类物质的代谢过程,以满足人体的能量供给。

肝脏与糖尿病的关系密切,当糖尿病发生时,肝脏也往往"难逃一劫",常会一起伴发脂肪肝。但是反过来看,如若能够改善肝脏的脂肪聚集,那么糖尿病也会得到相应改善。大量动物模型和人类临床资料已经证实,改善肝内脂肪过度聚集的治疗能够同时改善高血糖及胰岛素抵抗,起到一箭双雕的作用。如何改善? 第一步,也是最有效的方法,就是生活方式的干预,简单地说就是:管住嘴、多运动、减肥! 研究表明,运动能够刺激肝脏分泌 FGF21 等细胞因子,坚持长期运动能增强 FGF21 的作用,帮助身体调节糖脂代谢状态,使身体更加平衡、健康,血糖也更容易达标。研究表明,当合并肥胖的糖尿病患者通过合理的饮食、运动使体重下降 10% 左右时,肝内脂肪过度蓄积便可得到显著改善,同时空腹血糖、肝脏生糖作用、胰岛素抵抗等与糖尿病密切相关的指标也得到了显著改善。

综上所述,肝脏与糖尿病的关系密切,以肝脏为靶点,运用肝细胞因子解决肝脏代谢紊乱是治疗糖尿病的新思路、新方向,为临床工作提供了有力的新武器。

调整糖脂代谢的好搭档
——成纤维细胞生长因子 21 和脂联素

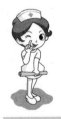

我们已经知道,成纤维细胞生长因子 21 和脂联素对糖脂代谢有着相似的有益作用。那么它们之间是否会有着某种联系或相互作用呢?

动物研究表明,脂联素可以调节成纤维细胞生长因子 21(FGF21)在血糖稳态和胰岛素敏感性方面的作用。外源性增加 FGF21 可以使脂肪细胞分泌脂联素增多,同时 FGF21 的自主分泌可以引发脂肪细胞中脂联素的分泌,从"上游"调节脂联素的分泌。

FGF21 可以调节脂联素的分泌

外源性的 FGF21 可增加脂联素的分泌。研究人员利用重组的 FGF21 干预小鼠脂肪细胞后发现 FGF21 能增加脂联素的分泌;注射 FGF21 会使小鼠体内脂联素 mRNA 的表达升高,并且可以显著增加脂肪细胞里面新生成的脂联素。说明 FGF21 能够显著增加脂联素的基因转录和分泌。FGF21 基因敲除后的小鼠跟野生型小鼠相比,脂联素的基因表达以及脂联素水平都降低,由此表明 FGF21 的自主分泌可引发脂肪细胞脂联素的分泌。另外,进一步动物研究发现 FGF21 是脂联素的上游调节因子。

名词解释

基因敲除

通过遗传工程技术,改变生物的遗传基因,令特定的基因丧失功能,并进一步对生物体造成影响,从而可以推测该基因的生物学功能。

脂联素可以协助调节 FGF21 的临床作用

研究表明，FGF21 对糖脂代谢的调节是和脂联素分不开的。脂联素可以调节 FGF21 对高血糖和胰岛素敏感性的治疗作用。在脂联素基因敲除的饮食性或遗传性肥胖中，急性注射 FGF21 也可以降低血糖、胰岛素和甘油三酯的水平，但是当小鼠的脂联素基因敲除后，FGF21 的这些作用与野生型小鼠相比作用要弱得多，说明 FGF21 发挥作用要依赖于脂联素。

另外，研究发现脂联素还可以协调促进 FGF21 在肝脏和骨骼肌的有益代谢作用，治疗性注射和转基因表达的 FGF21 都可以调节血清脂质以及减轻肝脏脂肪，如缓慢地注射 FGF21 也会导致类似程度的总胆固醇水平的下降。但是和野生型小鼠相比，FGF21 的这种作用在脂联素基因敲除的小鼠中大大减弱。

此外，研究发现在脂联素基因敲除的动物模型中 FGF21 对代谢的有益作用减弱。FGF21 系统用药 4 周后可以减轻高脂饮食导致的脂肪性肝炎，同时使肝损伤指标如 ALT 以及炎症因子 TNFa 和 MCP1 降低，但是这些作用在脂联素基因敲除的小鼠中都降低。同时 FGF21 的慢性注射还能显著降低高脂饮食诱导的肥胖小鼠比目鱼肌和腓肠肌细胞内甘油三酯的聚集，以及增加胰岛素敏感性，但这些作用在脂联素基因敲除的小鼠中也消失了。另外脂联素还可影响 FGF21 对肝脏脂肪酸的氧化以及脂质的清除。

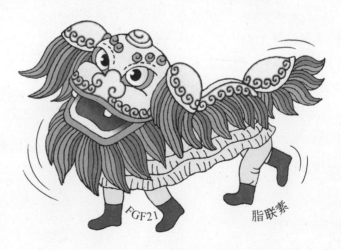

总而言之，FGF21可以通过调节脂肪细胞分泌脂联素，从而协同发挥对一系列代谢器官的糖脂稳态以及胰岛素敏感性的有益作用。

用血液中的标志物来预报脂肪肝

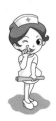

小张今年30多岁，一直觉得自己身体挺好，平时喜欢和同事一起聚餐、喝酒。然而公司里不少比小张大不了多少的"老前辈"都被查出患有脂肪肝。小张觉得这没什么大不了，因为自己的B超结果很正常啊。可是没过几年，小张终于也戴上了脂肪肝的帽子，而且肝功能也受到了一些影响。小张不禁感叹，要是能早点发现该多好！那么，有没有这种可能呢？

什么是脂肪肝

相信大家对"脂肪肝"这个名词并不陌生，那么到底怎样算是脂肪肝呢？脂肪肝的定义是：肝细胞内脂质聚集超过肝脏重量的5%。依据病因不同，肝细胞内的脂质可以是甘油三酯、脂肪酸、磷脂或胆固醇，其中以甘油三酯为多。随着现代生活方式的改变，尤其是城市生活节奏快、缺乏运动、睡眠不规律、营养过剩，脂肪肝正在逐步"普及化""年轻化"。目前我国大中城市成年人中约20%有脂肪肝，甚至一些还在读中小学的小胖墩也早早出现了脂肪肝。

如何诊断脂肪肝

一般而言，脂肪肝属于可逆性疾病，早期诊断并及时治疗可恢复正常。但若长期不加控制，则会导致肝脏损伤，甚至发展为脂肪性肝炎、肝硬化，此时再想恢复就可谓难上加难了。因此脂肪肝的早期诊断是非常重要的。然而脂肪肝早期阶段，很多人并没有任何症状，肝功能也基本正常，这给脂肪肝的筛查带来了难度。目前，肝穿刺活检是诊断脂肪肝的"金标准"，然而肝穿刺是一项有创检查，存在内出血、胆漏、血肿及感染等严重并发症的风险，而且容易造成采样误差，因此不适合作为脂肪肝筛查和评估的方法。与肝穿刺活检相比，无创检查则更容易普及。B超是最常用的脂肪肝筛查方法，能够较为灵敏地发现中度和重度脂肪肝，但在脂肪肝早期肝内脂肪含量较低时，B超的检出率将大打折扣。此外在肥胖人群中，大量内脏及皮下脂肪也会严重影响B超检测的结果，而这一人群正是脂肪肝的高发人群。由此可见B超作为目前最主要的筛查手段有其无法避免的缺陷。CT能通过感知肝脏密度的改变发现脂肪肝，但也同样存在对轻微的肝脏脂肪沉积不敏感的问题，而且检查过程中造成的辐射伤害也不适用于筛查以及儿童患者检查。磁共振成像（MRI）对脂肪肝的检测较为准确，尤其是HMRS（H磁共振波谱技术），能准确测出肝脏脂肪含量，但是其高昂的价格、专业的设备，让老百姓和基层医院都望而却步，难以推广。

脂肪肝诊断的新发现

那么有没有更加方便快捷的方法能够帮助我们早期发现脂肪肝的风险呢？近年来研究发现，血清角细胞蛋白18（CK - 18）、脂肪细胞型脂肪酸结合蛋白（AFABP）、成纤维细胞生长因子21（FGF21）这些血液中的标志物或许可以预测脂肪肝的风险。这些拗口的名字都是些什么呢？简单来说，就是在肝细胞出现凋亡、炎症、糖脂代谢紊乱等情况时，人体血液中这些大分子蛋白质的含量也会随之升高，从而像一串电码一样传达出肝脏的情况。当然人体内的实际情况要比这复杂得多，绝不是简单的一一对应关系。尽管如此，医生们还是能从这些指标中获得有用的信息。研究统计发现，依靠CK - 18、FGF21、AFABP这些血清标志物，只要合理规定临界值，就可以准确检出脂肪肝（其准确度能达到甚至超越B超），并且能够鉴别单纯性脂肪肝与脂肪性肝炎，这是B超难以做到的。

相较于传统的脂肪肝检测项目，兼具准确、方便、快捷、廉价的抽血化验有其明显的优势。随着医学不断进步，相信在不久的将来人们只要取小小的一滴血就能预知脂肪肝的风险与程度了。

生长因子中的"另类"
——成纤维细胞生长因子 19(1)

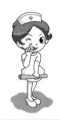

许多人看到生长因子这几个字,第一反应就是促进生长发育的因子。那么成纤维细胞生长因子到底是怎样的一种因子?它只是能够促进生长的吗?

有内分泌作用的"另类"

人类成纤维细胞生长因子(fibroblast growth factors,FGFs)家族由 22 个成员组成,按种系和序列分为 7 个亚组。FGFs 因子具有不同生物学活性,如促进有丝分裂、刺激新生血管的形成,促进胚胎组织的发育和分化、参与创伤的愈合和组织再生、神经营养等。然而,有一类 FGF 亚家族的成员不同于经典 FGF 家族成员,它们主要以内分泌的方式发挥激素样作用,并且几乎没有或者有很少的促有丝分裂作用。内分泌 FGFs 亚家族包括 FGF19(与小鼠 FGF15 同源)、FGF21 和 FGF23。FGF19(在啮齿类动物中被命名为 FGF15)主要是由远端小肠的肠细胞分泌,调控胆汁酸的代谢。FGF21 主要在肝脏表达,作用于脂肪、肝脏等组织调控物质代谢。FGF23 在骨组织中产生,通过作用于肾脏参与调节磷酸盐和维生素 D 的代谢。

对胆汁酸代谢的调节

胆汁酸是胆固醇的代谢产物,胆固醇在肝脏代谢形成胆汁酸,然后胆汁酸被运输到胆囊储存,当人体摄食后从胆囊释放胆汁酸进入小肠,在肠道内发挥作用,促进脂类物质的消化与吸收。多种因子参与胆汁酸的代谢调节,其中 FGF19 在胆汁酸的稳态调节中发挥着重要的作用。进餐后,胆汁酸诱导 FGF19 的表达。FGF19 通过门静脉系统的血液进入肝脏,作为肝肠信号发挥调节胆汁酸平衡的作用。胆汁酸可以促进 FGF19 的生成,而 FGF19 反过来能抑制胆汁酸的合成。此外，FGF19可能还有促进胆囊充盈的作用。在FGF15基因敲除（令FGF15基因功能丧失）小鼠体内观察到其胆囊较小较空。而给这类小鼠注射FGF19后，胆囊的体积可在15分钟内增长10倍以上，提示FGF19可促进胆囊的充盈。

对代谢的作用

近年在动物研究中发现，除了在调控胆汁酸代谢中的作用，血清FGF19对糖脂类代谢也起到很大的作用。FGF19可以非胰岛素依赖的通路诱导糖原合成，抑制肝糖异生（非碳水化合物转变为葡萄糖的过程），减少肝糖的产生。与野生小鼠相比，FGF19转基因小鼠血糖水平降低，糖耐量（人体对葡萄糖的耐受能力）得以改善。用重组FGF19治疗可以阻止高脂喂养的小鼠糖调节受损的发展。此外，FGF19还能通过一系列途径降低血游离脂肪酸的含量。给FGF19转基因小鼠喂食高脂饮食，其体重与正常小鼠相比并未增加，反映血脂情况的甘油三酯等水平也未增加。

也是一把双刃剑

除了对糖脂代谢的有益作用外，FGF19还有促进肿瘤细胞生长、黏附及集落形成的能力，可能与肿瘤细胞有一定的关系。肝癌组织里FGF19含量比

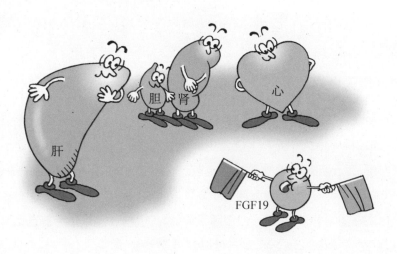

正常细胞要高,外源给予 FGF19 可促进肝癌细胞的生长。研究发现,给予 FGF19 抗体(可抑制 FGF19 的活性)后,人肝癌细胞株生长会被抑制。此外,在患有肝癌的患者血清中,其肝癌切除术后 FGF19 的水平低于术前水平。因此,对 FGF19 的研究要更注重于发掘其对糖脂代谢影响的"正能量",并避开或消除其促癌作用的"负能量"。

小因子也有大作用
——成纤维细胞生长因子 19(2)

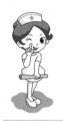

　　许多人不禁要问,FGF19 只是一个小小的因子,它能起到什么作用呢? 它对人体是有益还是有害的呢? 在人体这个复杂的结构里,一个小因子能有什么引人瞩目的地方呢?

FGF19 与胆汁酸腹泻

　　顾名思义,胆汁酸腹泻是与胆汁酸有关的腹泻。根据发病原因主要可分为由肠道对胆汁酸的吸收不良引起的腹泻,或者是由胆汁酸分泌过多引起的腹泻。目前其诊断方法较复杂,且并未得到普及。人群研究发现,在胆汁酸腹泻的患者血清中,其 FGF19 水平明显低于常人,这也预示着血清 FGF19 降低可作为胆汁酸腹泻的一条诊断标准,同时体内给予 FGF19 对胆汁酸过多引发的疾病可能有治疗作用。

FGF19 与糖代谢

　　与正常人相比,血清 FGF19 水平在患有代谢综合征的人群中降低 65％,FGF19 也可能作为代谢综合征的一个独立生物学标志物。对患有妊娠糖尿病的孕妇血清进行检测,发现其 FGF19 含量比正常孕妇要低。近期临床研究发现,在空腹血糖受损(IFG)的人群及新诊断为 2 型糖尿病(T2DM)的中国人群中,空腹血清 FGF19 水平显著低于正常糖调节(NGT)人群,而空腹血清 FGF19 水平在糖耐量减退(IGT)与 NGT 人群间无显著差异。空腹血清 FGF19 水平与空腹血糖水平呈负相关,并且与从 NGT 到 IFG 及 T2DM 的糖调节受损程度独立相关。与空腹水平相比,不同糖耐量人群糖负荷后 2 小时血清 FGF19 水平显著升高($P < 0.05$);而不同糖耐量人群口服葡萄糖耐量试验(OGTT)后 2 小时的 FGF19 水平无显著差异。空腹血糖受损(IFG)和糖耐量减退(IGT)是糖调节受损的两个不同病理生理状态。IFG 主要与肝糖产生增加有关,而 IGT 主要与外周胰岛素抵抗有关。血清 FGF19 水平在 IFG 人群中显著降低,但是在 IGT 人群中没有明显变化,表明 FGF19 可能在调节肝糖产生中发挥作用。血清 FGF19 水平与空腹血糖水平而不是 OGTT 后 2 小时血糖水平呈负相关,提示 FGF19 可能在刺激肝糖合成及抑制肝糖异生方面起重要的作用。

FGF19 与脂代谢

在患有非酒精性脂肪肝的肥胖人群中,其体内 FGF19 含量较正常人低。在患有非酒精性脂肪肝的儿童中,FGF19 水平与非酒精性脂肪肝及纤维化负相关。

FGF19 与冠心病

对患有冠状动脉疾病的人群进行研究,发现其血清中 FGF19 含量低于正常人。且其血清中 FGF19 含量与冠状动脉疾病严重程度负相关。还有研究表明,FGF19 与甘油三酯、超敏 C 反应蛋白等心血管危险因素相关。

FGF19 与肾脏疾病

患有终末期肾病的患者,其血清中 FGF19 含量较正常人增加。且血清 FGF19 的含量与反映肾病严重程度的指标相关。

FGF19 与胰岛素

大家看到 FGF19 对血糖水平及糖耐量的影响,势必会想到另一个已经用于临床治疗糖尿病很久的药物——胰岛素。一定会有人想问 FGF19 与胰岛素有什么异同点，它能否像胰岛素一样发挥有力的降糖作用。FGF19 与胰岛素通过不同的代谢途径发挥作用，且胰岛素水平在餐后迅速上升，而 FGF19 水平则比胰岛素晚 1～2 小时出现峰值。胰岛素可能与 FGF19 共同参与糖代谢，但是其具体机制目前还不清楚。

目前对于 FGF19 的研究还不够透彻，其与疾病的关联也还有待于进一步探究，它是否能够用于临床诊断及治疗也还需研究。未来的方向应着重于探究 FGF19 在代谢疾病方面的作用，同时避开其对癌细胞的影响。期待通过对 FGF19 的深入研究为人类代谢性疾病的诊断和治疗提供有用的帮助。

肠道与肝脏间的"信使"
——成纤维细胞生长因子 19(3)

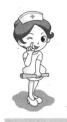

看到这个标题，许多人都会觉得很奇怪，FGF19 不是由远端小肠分泌的吗，难道它不在肠道发挥作用却和肝脏相关？它对肝脏会起到怎样的作用呢？

研究表明，FGF19 由小肠分泌后，可以与肝脏的 FGF 受体结合，从而在肝脏发挥作用。FGF19 是肠道与肝脏之间的"信使"，主要作用包括其对肝脏糖原合成、蛋白质合成过程的促进，对脂类代谢及对肝糖异生的抑制，并且与一些肝脏慢性疾病比如非酒精性脂肪肝有关。现在，就让我们一起来认识一下 FGF19 这个肠道与肝脏间的"信使"吧！

调控脂代谢及肝蛋白质合成

目前，已经有动物实验发现，FGF19 可降低肝脏脂肪含量、甘油三酯及胆固醇水平。通过调控肝脏内表达的一类基因，FGF19 可促进脂肪酸的氧化并抑制脂肪酸的合成，从而发挥调节脂类代谢的作用。同时，FGF19也可促进肝脏蛋白质的合成。研究表明，注入FGF19后可诱导翻译的启动。此外，同位素标记法研究发现，FGF19能够促进小鼠肝脏总蛋白及白蛋白的合成。

调控肝糖原合成及肝糖异生

肝脏在维持空腹及餐后血糖稳态中起到至关重要的作用。进食后，内源性的糖被用来在肝脏合成糖原，而空腹时，肝糖异生及糖原分解则被用来生成糖。这两个不同的过程紧密联合，共同调控体内血糖平衡。FGF19能够促进肝糖原合成。在敲除Fgf15基因的小鼠体内，发现其肝糖原含量及降糖的效率都较正常小鼠低；而重新给予FGF19后，发现其糖耐量可恢复。而对于伴有肝糖原量降低的糖尿病小鼠来说，FGF19也能够增加其肝糖原的含量。近期还有研究表明，FGF19具有抑制肝糖异生的作用，从而降低血糖。肝脏的这类促进糖原合成、抑制糖异生的降糖作用类似于胰岛素，但是却能通过独立于胰岛素的途径发挥作用。

非酒精性脂肪肝的标志物

非酒精性脂肪肝的发病率在全球范围内正逐年增加，而且已经成为引发慢性肝脏疾病的重要因素之一。这种疾病主要是由于肝脏脂类的非正常累积，是代谢综合征在肝脏的主要表现。非酒精性脂肪肝的疾病发展谱主要从简单的肝脂肪变到非酒精性脂肪肝炎，再到肝硬化及肝癌。目前，诊断非酒精性脂肪肝的金标准是肝组织活检。尽管肝脏活检能够区别肝脏病变的不同阶段、肝细胞的损伤，但是肝脏活检花费较高且有损伤，并有可能伴发潜在的并发症比如出血等。因而，目前B超被广泛用于非酒精性脂肪肝的诊断，但是仍有病变未能检出。研究发现，非酒精性脂肪肝患者其血清中FGF19的含量下降；对患有非酒精性脂肪肝的儿童进行调查研究，发现血清FGF19水平降低与肝脏病变的严重程度相关。由于血清FGF19在非酒精性脂肪肝患者体内的变化，提示其可能成为这类疾病的一种生物学标志物。

与脂肪酸相亲相爱
——脂肪细胞型脂肪酸结合蛋白(1)

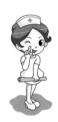

　　如前所述,脂肪组织可分泌多种不同的蛋白质,这些蛋白质可进入血液循环并随之到达全身各处,与相应的受体结合,发挥不同的作用。那么作为脂肪组织分泌最多的蛋白之一,脂肪细胞型脂肪酸结合蛋白是什么,在人体内发挥着什么样的作用呢?

A-FABP 是一种怎样的蛋白

　　脂肪细胞型脂肪酸结合蛋白(A-FABP)是脂肪酸结合蛋白家族成员之一,最早在脂肪组织中被发现,是成熟脂肪组织中的一种蛋白,占成熟脂肪细胞的细胞内蛋白的 6%,也可分泌入血存在于血清中。可以说是脂肪细胞分泌的最多的脂肪因子之一。另外,有些免疫细胞包括单核细胞和巨噬细胞,也可以分泌 A-FABP。此时,A-FABP 的主要作用则是调节炎症反应。在体内,A-FABP 与亚油酸的亲和力最强,其次是油酸、软脂酰辅酶 A,与胆固醇没有亲和力。

　　含脂肪的饮食摄入人体后,经各种消化酶的水解作用分解成甘油与脂肪酸被机体吸收。脂肪酸进入脂肪细胞有两种方式,一种是单纯扩散,另一种是通过细胞膜上的转运蛋白进入细胞。脂肪酸进入细胞后,并不完全溶于细胞质中。A-FABP 可携带脂肪酸并运输于细胞膜、细胞器或其他蛋白之间。在整个脂代谢过程中,A-FABP 主要参与信号转导及调节关键酶的活性,参与脂肪酸及其他类型脂质激素的转运,调节脂质分布、利用及氧化供能,影响巨噬细胞功能、炎性反应、胰岛素敏感性,从而调节机体能量代谢平衡。

A-FABP 与代谢性疾病的关系

　　健康人群血清中 A-FABP 保持在一个稳定的水平,而发生某些疾病时,A-FABP 的水平会发生变化,其中最常见的疾病就是代谢性疾病。常见的代谢性疾病包括腹型肥胖(中心型肥胖)、胰岛素抵抗、代谢综合征和糖尿病。

代谢性疾病不是一个而是一系列的疾病,这些疾病的共同特点是与机体能量代谢异常有关,而这些疾病的最终结果则集中指向心脑血管疾病。避免发生心脑血管疾病也是代谢性疾病发病后最主要的干预目标。

在肥胖人群中,A-FABP 的水平升高,并与体重的改变相关。在非脂肪性酒精性肝病的患者中,A-FABP 的水平也有所升高。有研究发现,A-FABP 对于空腹血糖受损和糖耐量减低有前瞻预测作用,也就是说,检测 A-FABP 能提前几年甚至十年预知一个人今后会不会发生空腹血糖升高或是餐后血糖升高。此外,A-FABP 也能够预测代谢综合征的发生。更为重要的是,冠心病患者血清中 A-FABP 水平高于健康人群,且随着冠状动脉病变支数的增加而上升。最新的研究还发现,A-FABP 与颈动脉内膜中层厚度相关。颈动脉内膜中层厚度象征着一个人是否处于动脉粥样硬化的早期状态,厚度越厚,发生心脑血管事件的可能性越大。

如前所述,脂联素是脂肪组织的"好产物"。而 A-FABP 与脂联素水平则是呈相反关系的。与之相对的,A-FABP 与代表着慢性炎症的高敏 C 反应蛋白则是相一致的关系。

总之,A-FABP 与许多"能量过剩"型的代谢异常有关,而在 A-FABP 升高之后,会引起更严重的后果如动脉粥样硬化和冠心病,其原因和后果将在下文中讲述。

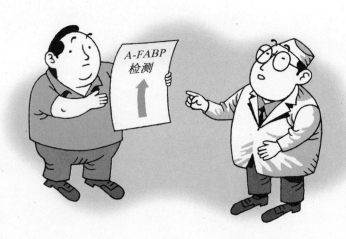

为代谢异常筑路架桥
——脂肪细胞型脂肪酸结合蛋白(2)

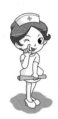

研究发现,在超重肥胖人群中,其血清中的 A-FABP 含量要比普通人血清中 A-FABP 的含量高。这个现象提示我们,A-FABP 是导致代谢异常的"帮凶",还是架构在肥胖、代谢综合征、2 型糖尿病和非酒精性脂肪肝之间的一座"桥梁"呢?

A-FABP 与代谢异常

代谢异常通常包括肥胖、代谢综合征、非酒精性脂肪肝、2 型糖尿病等疾病。研究中,A-FABP 的含量与腰围、血压、血脂、空腹胰岛素水平以及胰岛素抵抗都呈正相关关系。

一项 5 年的前瞻性研究证明,人体循环中的 A-FABP 水平是独立于体脂和胰岛素抵抗的、能够预测代谢综合征的一项指标,A-FABP 的基线水平越高,今后患代谢综合征的风险就越大。

另外一项为期 10 年的中国人群的队列研究发现,血清中的 A-FABP 水平与糖调节紊乱有关,并且也是预测发生 2 型糖尿病发病风险的一项独立指标。动物实验发现,对老鼠使用了 A-FABP 的抑制剂后,能够缓解肝损伤以及肥胖相关的非酒精性脂肪肝的发生。

A-FABP 怎样参与代谢异常

如上文所述,A-FABP 与许多"能量过剩"型的代谢异常都有关系。而许多细胞因子与代谢性疾病之间都是互为因果的,A-FABP 也不例外,它的水平增高了之后,又能进一步促进胰岛素抵抗和脂质代谢异常的发生,引起代谢异常的加重。

首先,A-FABP 能加重胰岛素抵抗。胰岛素是体内糖代谢的重要激素,在所有参与葡萄糖代谢的激素中是唯一已知的可以降低血糖水平的激素。

当体内正常水平的胰岛素不能在正常时间内将进食后的血糖升高降为正常血糖水平时,则是发生了胰岛素抵抗,此时机体需要分泌更多的胰岛素,将血糖水平降至正常。胰岛素抵抗是发生 2 型糖尿病的重要机制之一。

此外,A－FABP 还可加重慢性炎性状态,A－FABP 可升高一系列促炎细胞因子的水平,包括肿瘤坏死因子-α(TNF－α)、白细胞介素-1β(IL－1β)和白细胞介素-6(IL－6)。基于细胞的检测分析技术发现,缺乏 A－FABP 的细胞中,促炎性细胞因子如 TNF－α、IL－1β、IL－6 以及 MCP－1 都会降低。A－FABP 还能通过激活 IκB 激酶以及 NF－κB 的通路,从而导致一系列的炎症通路被激活。

综上所述,通过直接或是间接的机制,A－FABP 可以加重代谢性疾病并在肥胖、代谢综合征、2 型糖尿病和非酒精性脂肪肝等代谢异常之间架起一座互通的桥梁。

在肥胖、非酒精性脂肪性肝病、代谢综合征和 2 型糖尿病患者中A－FABP 水平都有不同程度的升高。目前,A－FABP 的机制还在进一步的挖掘当中,它可能还与其他的心脏疾病如心力衰竭有关。心脑血管疾病难以预测而危害甚大,一旦发生,将给患者和患者的家庭带来重大的影响和沉重的负担。对于心脑血管疾病早期发现和早期诊断手段的研究有着重要的价值。下文中将继续讲述 A－FABP 在心脑血管疾病中的重要作用。

与心脏疾病"心心相印"
——脂肪细胞型脂肪酸结合蛋白(3)

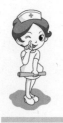

随着生活水平的日益提高,心脑血管疾病的发病形势越来越严峻,那么在脂肪细胞因子中,是否有这样的一个因子,能够与心脏疾病紧密相关并且辅助人们的临床诊治呢?

脂肪细胞型脂肪酸结合蛋白(A－FABP)就是这样一个与心脏疾病"心心

相印"的脂肪细胞因子。研究发现,脂肪细胞因子 A-FABP 与冠心病、心衰、动脉粥样硬化等心脑血管疾病都息息相关,在这类心脑血管疾病的发病中发挥着重要的作用。

如前文所述,A-FABP 是脂肪酸结合蛋白家族成员之一,作为人体中的一大内分泌器官,脂肪组织能够分泌多种细胞因子,在介导脂肪组织和人体其他器官之间的联系中发挥很大的作用,A-FABP 就是脂肪细胞分泌最多的脂肪因子之一。

A-FABP 与冠心病

研究发现,冠心病患者血清中 A-FABP 水平高于健康人群,且随着冠状动脉病变支数的增加而上升。最新的研究还发现,A-FABP 与颈动脉内膜中层厚度相关,颈动脉内膜中层厚度象征着一个人是否处于动脉粥样硬化的早期状态。颈动脉内膜中层厚度越厚,发生心脑血管事件的可能性越大。一项人群的遗传学研究发现,那些 A-FABP 的基因表达不足的人罹患心脑血管疾病的风险相对较小。

A-FABP 与心衰

一项针对中国人群的流行病学调查研究发现,与非心衰患者相比,心衰患者血清中的 A-FABP 浓度显著较高,并且与 NYHA(纽约心脏学会)心功能等级呈正相关,即心衰的严重程度越高,心衰患者血清中 A-FABP 的浓度就越高。此外,心衰患者的 A-FABP 水平与脑钠尿肽前体的水平以及左室射血分数(LVEF)非常相关。研究提示 A-FABP 是心衰的独立危险因素,其可能机制是 A-FABP 参与了对心肌细胞的独立调控;有人研究发现,A-FABP 可能通过钙浓度依赖机制来降低细胞内钙离子的浓度,从而抑制心肌细胞的收缩。

A-FABP 与动脉粥样硬化

一项针对中国女性的流行病学的队列研究发现,血清中 A-FABP 的浓度与衡量动脉粥样硬化的指标、颈动脉内膜中层的厚度均独立相关。动脉粥样硬化病灶处的炎症状态是发生急性冠脉事件的主要始动因素。A-FABP

一方面通过引起机体系统性的慢性炎症状态，通过与机体中其他炎症因子，如肿瘤细胞坏死因子、白细胞介素-6等之间发生联系和沟通，引起系统性炎症以及内皮系统的功能紊乱，从而加速动脉粥样硬化的病变进程；另一方面，不仅人体的脂肪细胞可以产生A-FABP，一些免疫细胞，如单核细胞和巨噬细胞，也可以分泌A-FABP。当巨噬细胞分泌过量的A-FABP，就可以促进泡沫细胞的形成。泡沫细胞是一种充满脂蛋白胆固醇的细胞，积聚在受损的内皮细胞下，就形成了动脉斑块。

而对尚未发生心脑血管疾病的人群进行检测，血清中A-FABP水平高的人，未来发生心脑血管疾病的可能性更大。对于已经发生过心脑血管事件的患者来说，血清中A-FABP水平高的人，未来发生第二次事件，甚至是心血管性死亡的可能性更高。检测A-FABP的水平有可能是我们早期发现心血管疾病的帮手。

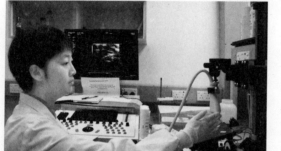

由上述可知，A-FABP与心脏疾病之间有着紧密的联系。细胞因子虽小，但承担着脂肪组织与心脏等其他器官之间的复杂对话，对维护人体健康、防治多种疾病尤其是代谢性疾病，有着极为重要的作用。

从炎症到代谢紊乱——脂质运载蛋白-2(1)

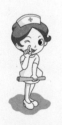

长期以来，人们认为肥胖只是单纯的脂肪组织重量增加，最近的研究发现肥胖时脂肪组织和细胞也发生着其他变化，包括处于慢性炎性状态。在这种状态下，脂质运载蛋白-2发挥了什么样的作用，怎样促进代谢性疾病的发生和发展？

炎症与代谢性疾病也有关系吗

在肥胖的发病过程中,脂肪组织含量增多,重量增加,更重要的是,构成脂肪组织的脂肪细胞的形态和功能也发生异常。脂肪细胞肥大的同时伴随着促炎细胞如巨噬细胞和淋巴细胞在脂肪组织中的浸润增加和极化改变,从而引起脂肪组织炎症。可以说,慢性炎性状态是代谢性疾病的温床。如前所述,脂肪组织会分泌一些蛋白进入血液,这些蛋白起着调节机体代谢的作用,被称为脂肪因子。脂肪组织形成慢性炎性状态的重要标志之一便是脂肪因子的数量和功能的异常。由于脂肪组织慢性炎性状态联系着肥胖-糖尿病-心血管并发症发病,并且在这类疾病的发病早期就出现了脂肪因子的变化,脂肪因子被认为可以预测糖尿病及其相关并发症,也是早期干预及治疗的潜在靶点。

伴随肥胖和代谢紊乱升高

脂质运载蛋白-2(LCN2)是一种运载脂质的蛋白质,属于脂肪因子的范畴。体内多种细胞如脂肪细胞、淋巴细胞、肝细胞和多种上皮细胞均可分泌LCN2。有研究发现,肥胖患者其血清 LCN2 水平都升高。LCN2 的血清水平与腰围、体脂含量、收缩压、空腹血糖、胰岛素水平、空腹甘油三酯水平及炎性标志物高敏 C 反应蛋白(hsCRP)呈正相关。肥胖者体重下降后,LCN2 的水平也随之下降,且与饮食中饱和脂肪酸的改变相关。

不仅如此,2 型糖尿病患者循环 LCN2 水平与胰岛素抵抗呈正相关,与 B 细胞(合成和分泌胰岛素的细胞)功能呈负相关。糖尿病患者经罗格列酮治疗后胰岛素敏感性改善,则血清 LCN2 的水平下降,且与体内炎症水平下降相关。

LCN2 助力炎症

LCN2 究竟是如何在肥胖患者中引起代谢紊乱、糖尿病和其他并发症的呢?近期的研究发现,LCN2 作为一种脂肪组织来源的脂类结合蛋白,能够激活毒性脂质诱导的炎症反应,在肥胖引起的代谢和血管功能紊乱的早期发生过程中具有重要的功能。

知道 LCN2 与代谢紊乱相关的现象和机制,研究者发现可利用 LCN2 作为生物学标志物,对可能发生心脏病和卒中的高危人群进行检测。LCN2 还可作为血液检查标志,预测心血管疾病患者的预后。目前的研究还关注于 LCN2 作为药物靶点的可能性,开发、研制能抑制 LCN2 的新药,以有效缓解肥胖引起的炎症、糖尿病和血管疾病,期盼在不久的将来能够真正应用于疾病的治疗。

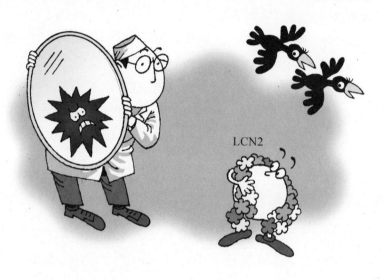

损伤血管壁的帮凶——脂质运载蛋白- 2(2)

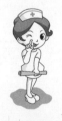

心脑血管疾病包括心血管疾病和脑血管疾病,具体来说有常见的心绞痛、心肌梗死、脑中风等。心脑血管疾病的直接发病原因尚未完全研究清楚,大量的科学研究表明是多因素作用导致,这些因素我们称为危险因素。

引起心脑血管疾病的危险因素有哪些

最为重要的几种危险因素有:① 血脂异常,如血清中低密度脂蛋白(LDL)升高和高密度脂蛋白(HDL)下降;② 高血压,高血压患者的血压越高,发生心脑血管疾病的可能性就越大,而降压治疗则可以降低发病的可能;③ 糖尿病,持续的血糖升高是损伤血管壁的重要危险因素,可损伤全身各种血管,而并发大血管疾病(包括心脑血管疾病)则是糖尿病患者的主要死亡原因之一;④ 吸烟,吸烟的危害不仅在于引起肺部疾病,心脑血管也是其重要的危害目标,并且吸烟能够与其他的危险因素"通力合作",一起增加发病危险;⑤ 其他的原因尚有遗传因素和体力活动减少等。

在这些危险因素中,糖尿病与高血压、血脂异常本身就有着天然的联系,都属于机体的代谢性疾病,可以共同促进心血管疾病的发生。

LCN2 参与损伤血管壁、导致心脑血管疾病

如前所述,LCN2 增多可以引起机体的慢性炎性状态,而在慢性炎性状态下,有许多炎性因子会攻击位于血管壁内侧接触血流的血管内皮细胞,使血管内皮细胞功能紊乱,甚至血管内皮细胞损伤,内皮细胞不能组成"光滑"的血管内壁,血管内壁的许多重要功能丢失,如抗凝血的功能下降,易于在血管内面形成血栓;内皮细胞本身的分泌功能紊乱,血管容易发生痉挛。

更为重要的是,LCN2 还被发现可以与一种被称为"基质金属蛋白酶"的酶类结合,防止该种酶被降解。而这种酶是一种参与降解细胞外基质的酶,被认为是动脉损伤和动脉粥样硬化形成的重要原因之一。

综上所述,内皮的损伤和功能紊乱是动脉血管破坏的初始环节,在此基础上可以有脂质的沉积,吸引着巨噬细胞和血小板来到内皮损伤的部位,细胞增生、结缔组织生长,逐渐在动脉壁上形成粥样斑块。这些斑块使血管狭窄,万一脱落可随血流到达其他血管并阻塞血管,最终导致器官缺血梗死;或是粥样硬化的血管破裂出血,引起严重的后果。而升高的LCN2 可以通过多种机制参与这个过程,起到了帮凶的作用。

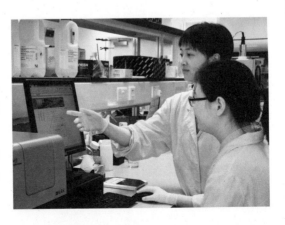

预测心肌梗死和中风的因子
——脂质运载蛋白-2(3)

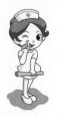

某某新村的刘先生：我今年55岁，患高血压和糖尿病十几年了，一直吃药控制，也没太当回事儿。但是小区里的病友老赵上月突然中风，现在还在医院，一侧手脚还不能动弹，让我心里挺发怵。不知道体检指标里是否有一项能够预测心梗和中风，让我早加防范？

心脑血管疾病预测的手段有哪些

长期以来，从科学研究与临床实践中发展出了很多预测心血管疾病的手段。从危险因素的方面预测，有心脑血管疾病家族史、高血压、糖尿病和吸烟的人群及绝经后的女性发生心脑血管疾病的可能性增加。从影像学，也就是拍片子的手段去预测，多排螺旋计算机断层扫描（即CT检查）可以知道动脉的病变程度，超声心动图和心电图可以检测由心血管疾病所导致的心肌缺血的严重程度。数字减影血管造影（DSA）可准确显示病变血管的狭窄程度，是确定疾病程度和治疗方案的"金标准"。但由于需要注射造影剂，一般不用于疾病的预测和筛选。而脑内动脉的功能情况和脑组织的病变情况可以通过CT和磁共振（MRI）检查来判断。

诚然，当心血管疾病发展至动脉管腔狭窄，并引起了受影响的器官（心脏和大脑）的功能病变时，诊断并不困难。但是在此之前的血管病变的长期形成过程中，却缺乏有效的手段进行早期的检测，而这个形成过程才是心血管疾病治疗的"黄金时段"。在这段时期内，动脉血管的狭窄程度尚不严重，尚未引起心脏和大脑严重的、难以逆转的功能病变，进行干预、治疗的难度和成本也相应较低，完全治愈或保持疾病长期不再发展的可能性较高。而当发生严重的血管狭窄，引起了心脏和大脑的功能损害、组织缺血，甚至发生了急性的心脑血管事件如心绞痛、心肌梗死和中风时，短时间的发病即可造成严重的后果,甚至可能致残、致死。

目前本病也有一些早期的实验室诊断方法,多是针对本病的危险因素,如抽血检测血糖和血脂的情况。针对心脑血管疾病本身的疾病进程,并已经在临床上得以广泛应用的则有前述的高敏 C 反应蛋白。科学家们还在努力寻找更加灵敏和特异且创伤性小的实验室诊断方法来预测心脑血管疾病的发生。

LCN2 预测心血管疾病的证据有哪些

LCN2 作为存在于血清中的一种蛋白质,在健康人中水平稳定。而肥胖的人群或患有胰岛素抵抗、糖尿病、代谢综合征等代谢性疾病的人群,其血清中 LCN2 的水平会升高,且升高的水平与疾病的严重程度相一致。

研究发现,血清 LCN2 水平升高的人群,在经历了几年至十几年的发展之后,发生心脑血管事件的可能性比不升高的人群明显增加。而已经发生心脑血管事件的人群中,血清 LCN2 水平高的人,有较高的可能发生第二次心脑血管事件。将 LCN2 和高敏 C 反应蛋白两者的检测结合,可能有更好的预测效果。

目前,这些结果还仅是对人群进行观察性研究的结果,LCN2 的检测还未在临床上用于预测心脑血管疾病的发生。随着研究的继续进行,可能会有更多的证据支持 LCN2 对心脑血管疾病的预测作用,它也有望成为早期干预和治疗心脑血管疾病的重要帮手。

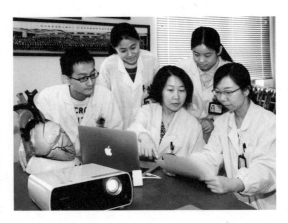

糖尿病与遗传

关于糖尿病与遗传的关系，人们会产生各种各样的想法，比如，我有糖尿病家族史，是否就一定会生糖尿病？在门诊，医生还会经常碰到这样的问题：糖尿病不是遗传病吗？我家从没人生糖尿病，为什么我会得？在下面的文章里我们会着重讨论糖尿病的遗传性究竟是怎么回事，遗传对糖尿病究竟意味着什么？

对于糖尿病的低龄化，患者家属也常常感到非常困惑。比方说，我们夫妻俩身体都挺好的，怎么孩子生下来没多久就发现有糖尿病？我的孩子小小年纪就生糖尿病了，是不是一定要打胰岛素？关于新生儿和年轻人的糖尿病，下文中也有专门论述。

糖尿病与肥胖的关系极为密切，相应，肥胖也带给糖尿病患者诸多困惑。一方面，有人会想：既然糖尿病有遗传性，肥胖是否也有遗传性？还有患者这样抱怨：糖尿病不应该是胖子的专利吗，为什么我这么瘦，也会生糖尿病？那么，肥胖与糖尿病究竟是什么关系？这里我们也要细细解读。

不少糖尿病患者有这样的疑问：我的血糖一直控制得不错，怎么也会有并发症？而另一些患者则偷偷地沾沾自喜：医生总说我血糖高，会有并发症，可这么多年过去，我也没啥事。其实，这里面也有遗传的问题，值得仔细研究。

糖尿病家族史——高悬的达摩克利斯之剑

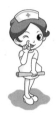

　　王先生：我今年刚过五十，父亲 2 年前死于糖尿病并发症，我的叔叔、大姐和小弟这几年都相继被诊断为糖尿病。街坊邻居说我们家有糖尿病家族史，我以后也要得糖尿病，这让我寝食难安。我真的难逃糖尿病的命运吗？

　　古希腊传说中有个叫达摩克利斯的宠臣常说帝王多福，于是国王请他赴宴并让他坐在自己的宝座上，用一根马鬃将一柄利剑悬在他的头顶上，让他知道帝王的忧患与风险。后来"达摩克利斯之剑"便成了"大祸临头"的同义语。生活中有很多人将自己的糖尿病家族史看成是"达摩克利斯之剑"，成天提心吊胆，担惊受怕。糖尿病家族史是指家族成员（较大范围的家族成员，不仅限于祖孙等直系亲属）中有糖尿病患者。遗传和环境因素在糖尿病的发生发展中起着重要的作用，家族史是遗传因素的重要标志，不同国家和种族人群的家族史阳性率各不相同。糖尿病确实有家族倾向性，但并非家族成员都会患病，只能坐等大祸降临，而是要积极做好预防工作。"一个巴掌拍不响"，光有遗传性，没有适合的外在条件，也不会生病。因此有糖尿病家族史的人应该"放下包袱、开动机器"，做到下面四个"一点"，就可以延缓或避免糖尿病的发生。预防糖尿病建议做到以下几点：

　　（1）多懂一点。加强自身对糖尿病相关知识的了解，不仅针对其危害，更需要对相关防治措施了然于胸，这样才能有的放矢开展疾病预防。例如不暴饮暴食，吃饭要细嚼慢咽，多吃蔬菜，尽可能不在短时间内吃含大量葡萄糖、蔗糖的食品；生活有规律，尽量不熬夜；防止感染性疾病；不要过量或滥用抗生素；加强锻炼身体，等等。从各种生活细节做起，不让潜在的疾病有空子可钻。

（2）少吃一点。这是指摄取的总热量少一点，不仅主食要少吃，而且副食、零食，特别是高热量的副食和零食也要少吃。不能盲目认为"能吃就是福"。尤其在"民以食为天"的传统中，也应该适当控制饮食，科学地吃，合理地吃，不能胡吃海喝。

（3）多动一点。即经常保持一定的运动量。我们知道，肥胖是造成糖尿病的重要因素，当越来越多的脂肪在体内积聚时，各种心血管疾病也会随之而来。肥胖可分为两种类型：一种称为苹果型肥胖，体形像个苹果，整体是圆的，肚子特别大，四肢则较细，也叫中心型肥胖或腹型肥胖；这种肥胖者的脂肪都堆积在心脏、胰腺、肝脏和肾脏等脏器周围，对身体影响很大，容易得糖尿病、冠心病和高血压；苹果型肥胖在男性较为常见，当然女性也有。另一种称为梨型肥胖，脂肪主要堆积在臀部和大腿的皮下，这种肥胖对健康的影响相对小一点。因此，保持身材不仅是为了美观，更是预防糖尿病的有效措施。

（4）放松一点。好的心态对糖尿病的预防也有积极作用。因为进食多、锻炼少容易引起血糖升高，各种因素不平衡会进一步加强胰岛素抵抗，促进糖尿病的发生。若还伴有精神的紧张、情绪的激动及各种应激状态，会引起体内升糖激素的大量分泌，加快糖尿病的发生发展。

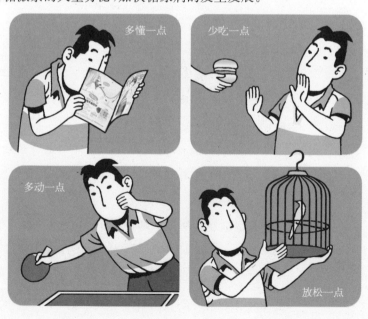

究竟是"宿命"还是"机会"

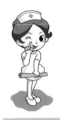

　　李小姐：很多人说，糖尿病是一种遗传病。我想知道，糖尿病都是上一辈遗传下来的吗？我父母都有糖尿病，那我就一定会得糖尿病吗？

　　糖尿病是有遗传性的，不过它遗传的不是糖尿病本身，而是容易得糖尿病的基因。比如 1 型糖尿病遗传的主要是使胰岛容易遭受病毒攻击并发生自身免疫性破坏的基因；2 型糖尿病遗传的是使胰岛素分泌功能较差，容易发生肥胖，进而引起胰岛素分泌不足并伴胰岛素抵抗的基因。也就是说，一个人如果患了糖尿病，他的子女并不是一定会得糖尿病，而只是得糖尿病的机会比那些父母都无糖尿病的人多一些。

　　糖尿病的发生与遗传因素和环境因素都相关，两者共同作用。遗传因素所说的就是容易患糖尿病的倾向，即家里有直系亲属患有糖尿病，后代发生糖尿病的风险增加。但是如果一个人只有这种容易得糖尿病的倾向，还不至于得糖尿病，也就是说先天因素得再加上许多后天的环境因素的影响才可能最终导致糖尿病的发生。

　　糖尿病可以分为 4 个类型，即 1 型糖尿病、2 型糖尿病、妊娠糖尿病和特殊类型糖尿病。1 型糖尿病的遗传性与人体白细胞抗原相关，具有某些类型的人体白细胞抗原的人，胰岛容易受到病毒或其他毒性物质的损害，继而又容易发生胰岛 B 细胞自身免疫性破坏，最终导致糖尿病的发生。引起 1 型糖尿病的环境因素可能是感染，特别是病毒感染。

　　2 型糖尿病发病中的遗传机制极为复杂，长期以来对 2 型糖尿病的遗传问题众说纷纭。比较一致的是"节约"基因假说。这个假说认为，导致我们患 2 型糖尿病的遗传基因可能正是远古时期经常受到饥荒威胁时帮助人类存活下来的"节约"基因。这种基因善于在人获得食物的时候，把多余的能量以脂肪形式储存起来，以备在一时找不到食物的时候能够忍饥挨饿熬过去。这本来是人类长期在逆境中得以生存的救命基因，但到了不愁温饱的今天，"节约"基因由大功臣变成了大问题，它容易使人发胖，促发高血压和血脂异常，也容易使胰岛素的分泌和作用出现问题，这些都会使糖尿病发生的危险增

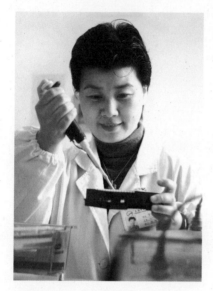

加。同样的，光有"节约"基因尚不足以导致糖尿病的发生，诱发2型糖尿病的环境因素包括过度饮食、吸烟、体力活动过少等生活方式，以及各种应激状态，也就是过分劳累、精神紧张等，这些因素都可以影响糖尿病的发生。所以即使家里没有人得糖尿病，自己有不良的生活方式，也是会生糖尿病的。

总之，无论怎样的遗传背景，如果能够通过良好的生活方式，包括合理控制体重，适当增加运动量，合理膳食，限制饮酒和戒烟，可以很好地预防或延缓糖尿病的发生。

无奈的青春——年轻人的糖尿病

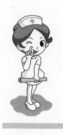

　　小蔡：为什么到医院看糖尿病的大部分都是年纪较大（比如五六十岁）的人，而我三十几岁就查出有糖尿病？

　　一个人是否发生糖尿病并非单纯受年龄的影响。糖尿病是环境和遗传因素相互作用所导致的复杂性疾病。环境因素主要指患者的生活方式，比如饮食、吸烟和运动等。如果一个人长期具有不良的生活方式，比如，长期高脂肪高糖饮食，大量吸烟，长期久坐不注意运动，那么这个人发生糖尿病的风险就比健康生活方式的人增加很多。另外，如果一个人之前就有高血脂或高血压等疾病，由于血脂、

血压及血糖是能够相互影响的,那么这个人发生糖尿病的风险也较正常人增加。

　　此外,糖尿病的发生还与遗传因素有关,即一个人携带的基因也能够影响糖尿病的发生。比如有一类特殊类型的糖尿病叫作"青少年的成年起病型糖尿病"。这类糖尿病是由基因突变引起的,根据发生突变的基因不同而分为不同的亚型。但是,这类患者有一个共同之处就是发病年龄较年轻。青少年的成年起病型糖尿病是一类遗传病,家系内至少有一个糖尿病患者的诊断年龄在 25 岁或以前。相较于常见的 2 型糖尿病,该类型的糖尿病患者的治疗也有所不同,糖尿病确诊后至少 2 年内不需要使用胰岛素控制血糖,有的患者仅通过特定的药物治疗就可以获得较好的治疗效果。

　　除此之外,还有一类特殊的糖尿病叫新生儿糖尿病,它是指出生后 6 个月内出现的糖尿病。其中一部分患儿在新生儿期后糖尿病会缓解或消失,但约有半数在儿童期或青少年期会再出现;糖尿病再发后,将持续终身。还有一部分患儿在发病后糖尿病状态会永久存在。这类糖尿病也是由基因突变所引起,其治疗方案不同于成年人的糖尿病。

　　综上所述,糖尿病的发生不仅与年龄有关,还受很多其他因素的影响。年轻人甚至是新生儿都有可能发生糖尿病,而区分糖尿病的发病原因对于糖尿病的治疗有很大的意义。

一家子的烦恼——新生儿糖尿病

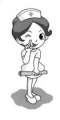

　　刘女士:我们夫妻俩还有双方父母都没有人得糖尿病,为什么宝宝刚生出来就诊断有糖尿病? 一想到宝宝的糖尿病我就会以泪洗面。朋友说先天性的毛病都是遗传病,如果确实如此,那我宝宝的糖尿病是从哪儿遗传下来的?

　　新生儿糖尿病(NDM)指出生后 6 个月内发生的糖尿病,是一种罕见的特殊类型糖尿病,其发病率为 1/50 万～1/40 万活产婴儿。新生儿糖尿病分为两种临床亚型,即新生儿暂时性糖尿病(TNDM)和新生儿永久性糖尿病(PNDM)。

TNDM 占新生儿糖尿病的 $50\% \sim 60\%$,一般在发病后数月内自然缓解,但约 60% 的 TNDM 患儿会在儿童期或青春期糖尿病复发。遗传学研究表明,该病 60% 是由父源 6 号染色体不恰当的表达导致胰岛 B 细胞发育成熟延迟和胰岛素的产生及分泌障碍。

TNDM 患儿宫内发育迟缓发生率较高。且起病年龄早(多于生后 1 个月内起病,平均起病时间为生后 6 天),临床可见惊恐貌和巨舌,1 型糖尿病相关自身抗体均为阴性,较少发生糖尿病酮症酸中毒,所需胰岛素起始治疗剂量也较低。病程多为一过性,无明显呕吐、腹泻病史;突然发病,脱水明显,有消瘦、喜饮水、多尿等症状,易于伴发感染如败血症和尿路感染等。

目前对于大部分 TNDM 患儿给予小剂量胰岛素治疗,绝大多数 TNDM 患者在发病几个月后血糖即恢复正常水平,少数患者持续存在糖耐量减低。但在儿童期或青春期糖尿病复发后需要终身胰岛素维持治疗。

PNDM 患儿宫内发育迟缓的发生率较低,糖尿病的诊断年龄稍大,在发病时往往伴有酮症酸中毒,需终身治疗。PNDM 常伴发其他系统异常,如肌力差、智力发育低下及癫痫等。临床主要根据起病时间及是否存在自发缓解倾向来区分两者。目前区分两者自发缓解倾向的时间切点为生后 18 个月。至今已发现 20 余种 PNDM 致病基因,但仍有 40% 的 PNDM 患者致病基因

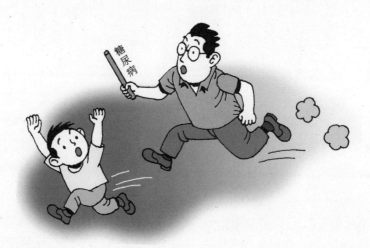

未明,可能因胰岛组织的发育不全导致。一些研究资料表明 KCNJ11 基因突变是 PNDM 的主要致病基因,其次是 ABCC8 基因。

PNDM 临床症状严重,多伴有酮症酸中毒、严重脱水、高甘油三酯血症,血糖可高达 11.1 毫摩/升(mmol/L),血胰岛素、C 肽水平低下,糖化血红蛋白升高,甘油三酯升高,血浆生长激素、糖皮质激素和甲状腺素水平正常,可有胰岛素自身抗体阳性。新生儿糖尿病患儿可通过胰岛素治疗,但应严密监测血糖,以防止低血糖发生。

对 KCNJ11 基因突变所引起新生儿糖尿病可口服磺脲类药物治疗。建议进一步检查糖化血红蛋白、胰岛素功能等相关内容,以及遗传方面的基因检测,以明确诊断并为以后的降糖药治疗提供证据。

不用打针的新生儿糖尿病

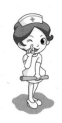

赵女士:我孩子生下来很快就发现患糖尿病,那时候真感觉天塌下来了,想到孩子要打一辈子胰岛素,我这个做母亲的真是心如刀割。我想问一下,小孩子生糖尿病一定要打胰岛素吗?吃药行吗?

以往大家都知道,儿童得了糖尿病,绝大多数是 1 型糖尿病,要终身注射胰岛素。近年尽管儿童中逐渐发现不少小胖子患的是 2 型糖尿病,可以使用口服降糖药治疗,但对于新生儿,若患上糖尿病,一经发现都需长期依赖胰岛素维持生命。近来国际上最新研究表明:某些新生儿糖尿病只要应用 2 型糖尿病常用的磺脲类药物,如格列奇特,就能使患儿的血糖得到良好的控制,避免了长期注射胰岛素的痛苦和不便。这是因为研究儿童糖尿病分子遗传学的科学家有了以下新发现。

经遗传学研究发现,并非所有的新生儿糖尿病都是因为胰岛细胞受到了免疫破坏才发生的,还有其他原因。在人体内葡萄糖刺激所引起的胰岛素分泌过程中,有个非常重要的通道——ATP敏感性钾离子通道(K_{ATP}),而这个通道是由磺脲类药物受体(SUR1)和内向整流钾离子通道(Kir6.2)这两个"阀门"来控制调节的,假如SUR1和Kir6.2出现了基因突变,也可以造成胰岛素分泌减少,引发新生儿糖尿病。因而对这种Kir6.2突变基因所造成的新生儿糖尿病,可以不打胰岛素,而是使用磺脲类口服降糖药,通过加强另一个"阀门"SUR1,改善K_{ATP}通道,增加胰岛素的分泌,可以有效控制患儿的血糖。这对部分患有新生儿糖尿病的父母无疑是一个福音。在你的孩子查出有糖尿病之后,要记得到有基因筛查测定条件的医院做一下基因突变检查,明确糖尿病病因和分型,有助于减少胰岛素长期注射的麻烦,给孩子一个较自由的未来。

肥胖的秘密

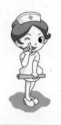

老朱:人家看我胖,都说我肯定吃得太多。这真是冤枉,我是一典型"喝凉水也长肉"的人。我爸就胖,我家没一个瘦的,肥胖是不是也有遗传性?在同样环境下,我这样全家胖的是不是更容易发胖?

俗话说:"裤带变长,寿命变短。"随着肥胖流行的程度日益加剧,肥胖不再只是有碍美观的问题,更重要的是它严重危害身体健康,人们开始转变"胖是福气"的错误观念,更加关注肥胖对健康的危害。不少减肥人士抱怨说"喝凉水都会长肉",似乎说明先天遗传对肥胖的影响更大。然而肥胖的发生,与遗传和环境因素的影响均有千丝万缕的关系,孰轻孰重,不能妄下论断。

排除了共同生活环境和饮食习惯,肥胖的家族倾向充分说明遗传因素对肥胖的发生有促进作用。既往研究也确实发现许多"肥胖基因",它们或者扮演肥胖发生的"元凶",或者是"助纣为虐"的角色,在环境因素影响的基础上发挥"助推器"的作用。

那么"算了吧,我家都是胖子,所以我也瘦不下来"的说法是否合理? 我们是否应该就此"认命",接受肥胖的现实? 答案当然是否定的,遗传因素固然对肥胖发挥着"先天"的作用,但是只认定遗传而忽略包括饮食、锻炼、出生体重、营养、肠道微生物菌群等环境因素的影响是片面的。肥胖归根结底是能量摄入与消耗的不平衡,摄入大于消耗,且日积月累。所以从预防治疗角度来看,"后天影响"比"先天决定"更具现实意义,通过合理健康饮食、适度体育锻炼等针对环境因素的干预措施能有效对抗肥胖是最充分的例证。

此外,人体肠道里生活着大约 1 000 种细菌,称为肠道菌群,其数量和种类的平衡对人体健康发挥着重要的作用,被视为人体健康的"风向标"。肠道微生物菌群基因组也被称为人体的"第二套基因组"。最近有一项令人耳目一新的研究,利用基因组学的技术,发现肥胖和不肥胖人群的肠道菌群种类和数量是不相同的。说明胖不胖不是由你自己说了算,肠道微生物菌群可能才是真正的"始作俑者",通过这种对比可以找出与肥胖相关的细菌种类。这为肥胖以及相关的疾病的预防治疗开辟了新的研究思路,也极有可能在不远的将来发展出对抗肥胖、2 型糖尿病及代谢综合征的"新武器"。

肥胖不是糖尿病的唯一

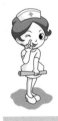

孟先生:都说大胖子才容易生糖尿病,但我一点不胖啊,为什么也会生糖尿病?

2 型糖尿病与肥胖有着千丝万缕的联系。一方面,大量的人群流行病学及循证医学前瞻性调查显示肥胖是发生糖尿病(主要是 2 型糖尿病)的重要危险因素之一;在长期肥胖的人群中,糖尿病的患病率明显增加,可达到普通人群的 3 倍以上;约 50% 的肥胖患者将来会发生糖尿病。另一方面,在 2 型糖尿病患者中,我们也可以看到 80% 同时是肥胖患者。

然而,值得注意的是,这并非说明体重正常的人就完全被排除在糖尿病之外,进入"保险箱"了。特别是中国人和欧裔人群存在差异,在相同的体质指数(BMI)下,中国人群更容易发生中心型肥胖,即腰围比较大,脂肪容易在腹部及内脏蓄积,最终导致血糖升高;而欧裔人群脂肪多集中在皮下,即使很胖,血糖也可维持正常。因此,中国人群更容易在体重相对较低的情况下发生糖尿病。

正常人体内胰岛分泌胰岛素降低血糖。当胰岛分泌的胰岛素不足(胰岛功能不佳)或者已分泌的胰岛素不能发挥作用(胰岛素的敏感性较差或胰岛素抵抗)的时候,就会发生糖尿病。所以一些体形较瘦的个体,当其胰岛功能不好时,也会发生糖尿病。

糖尿病主要还是胰岛功能低下伴或不伴胰岛素敏感性下降,由环境因素及遗传因素共同作用引起的复杂的代谢性疾病,肥胖只是危险因素的一种。糖尿病的根本原因在于代谢异常,而代谢会直接影响着患者的体重。

此外,糖尿病可分为1型糖尿病、2型糖尿病、妊娠糖尿病及特殊类型糖尿病。1型糖尿病多"喜瘦",它的病因主要是由于胰岛素分泌量的绝对不足,正是由于胰岛素缺乏,机体就不容易储存脂肪与能量,患者就表现为消瘦。这类糖尿病通常需用胰岛素治疗,经过合理治疗后,患者的体重可逐渐"变胖"至恢复正常。2型糖尿病则胖瘦皆有之,当然胖子多一些,发病后体重会减轻。肥胖者的发病机制主要是胰岛素抵抗,原因在于肥胖患者伴发游离脂肪酸高、血脂异常,使胰岛素的作用大打折扣,看上去体内胰岛素的量并不

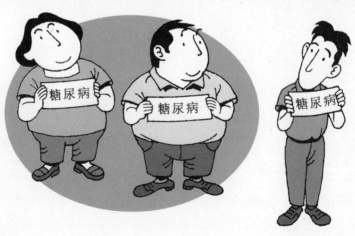

少，但不足以压制血糖的升高。

综上所述，瘦"糖人"的胰岛更容易出现问题，因此千万不能因为体重不超标而放松警惕。每个人都要养成良好的生活习惯，规律进食、戒烟、勤加锻炼、多吃粗粮、缓解压力等来预防糖尿病的发生。

糖尿病慢性并发症也与遗传有关

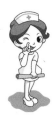

周女士：我得糖尿病已经三年，自己平时一向注意，血糖控制得很好，每次糖化血红蛋白都在 7% 以下。最近觉得脚趾发麻，到医院检查，说是糖尿病周围神经病变，除此之外，我还有轻度的糖尿病肾病和眼病。我一个同事整天乱吃，血糖一塌糊涂七八年了，却没见他得并发症。为什么我这么不幸，血糖控制得这么好也会有并发症？

糖尿病是一组由多种病因引起的以慢性血糖升高为特征的复杂性代谢性疾病。糖尿病本身不一定造成危害，但长期血糖增高，可以引起各种急性和慢性并发症。据世界卫生组织统计，糖尿病并发症高达 100 多种，是目前已知并发症最多的一种疾病。

糖尿病急性并发症包括酮症酸中毒和高渗非酮症昏迷，慢性并发症可以累及全身各个组织器官，主要包括大血管（如心血管、脑血管、肾血管和四肢大血管）、微血管（肾、周围神经、眼睛等），引起糖尿病心血管病变、糖尿病肾病（蛋白尿、尿毒症）、糖尿病周围神经病变、糖尿病眼病（模糊不清、失明）、糖尿病足（足部溃疡、截肢）、皮肤病等。糖尿病死亡者有一半以上是心脑血管疾病所致，10% 是肾病变所致，糖尿病截肢的风险是非糖尿病的 10～20 倍。为此，预防糖尿病的并发症是至关重要的社会问题。

糖尿病患者除了经常查血糖外，还要定期检查血生化，检测心、脑、肾功能和检查眼底。糖尿病的并发症主要是由于长期血糖增高，大血管、微血管受损并危及全身。然而有的人病史二十几年都没有发生任何并发症，而有的人刚诊断出就伴发各种并发症。最近的研究表明遗传因素在糖尿病并发症的发生和发展过程中起到重要的作用，因此，寻找糖尿病并发症相关的易感基因可以很好地解释不同糖尿病患者发生器官损害种类和程度的不同。

糖尿病患者并发症的发生与以下两点有关：① 血糖控制不佳；② 遗传易感因素。一些基因能够影响糖尿病患者并发症的发生，携带不同基因型的糖尿病患者发生并发症的风险不同，携带某些基因型的患者不容易发生并发症，而携带另一些基因型的患者即使血糖控制得较好，也容易发生并发症。

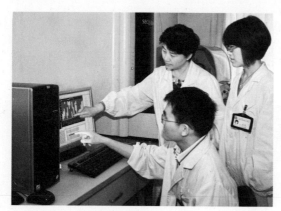

有些人携带较多的与并发症相关的风险基因，则伴发率就很高。

糖尿病患者在合理控制血糖的基础上，配以良好的生活方式，可以通过定期体检及时发现症状来有效预防、早期干预，就有可能很好地防止或延缓各种不良事件的发生。

"母系制"的线粒体糖尿病

线粒体糖尿病既非 1 型,也非 2 型,而是一种母系遗传的特殊类型糖尿病。如果从整个糖尿病的角度看,发病率相比 1 型、2 型和妊娠糖尿病要低得多,然而在单基因遗传糖尿病中却是发病率最高的一种。

目前绝大多数的糖尿病如 1 型和 2 型都是临床诊断,通过症状、体征和实验检查综合判断究竟属何种类型;然而线粒体糖尿病却能做到基因诊断,因此诊断的精确性、对治疗的指导和预后的判断都远远超出通常糖尿病的水平。而基因诊断的另一特点就是能够早期预警。比方说,一个人诊断出线粒体糖尿病,家庭其他成员都人心惶惶的,不知道自己会不会有,其实到医院检查一下就能得出大概的结论,到底遗传了多少患病基因。

另外,线粒体糖尿病的治疗及注意事项与普通的糖尿病也有所不同。比方说,二甲双胍是 2 型糖尿病的一线用药,然而线粒体糖尿病的患者却不能用,而且线粒体糖尿病的患者还要避免剧烈运动,这些都是很特别的注意事项,却对患者至关重要。

女传男不传的秘密

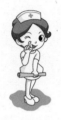

吴小姐：我妈妈 30 岁时诊断出线粒体基因突变型糖尿病，我今年 28 岁，未来也一定会患这种糖尿病吗？我刚刚结婚准备要孩子，就以后子女发病风险来讲，我是生儿子好些还是生女儿好些？

线粒体是存在于大多数组织细胞中的细胞器，具有独特的以腺苷三磷酸（ATP，水解时释放出高能量，是生物体内最直接的能量来源）或热能形式产生能量的功能，人体 90% 的腺苷三磷酸产自线粒体。另一方面，线粒体又是组织细胞内反应性氧簇的主要滋生地。

线粒体糖尿病是由线粒体基因突变引起，遗传方式为母系遗传，即家系内女性基因突变者的子女均可能传得此突变基因，而男性基因突变者的子女理论上不可能传得此突变基因。为什么会有这种奇怪的现象？因为精子的线粒体集中于尾部，受精过程中，仅精子头部钻入卵细胞与卵细胞融合成合子。合子中绝大部分胞质内微细胞器包括线粒体来自卵细胞，因此线粒体 DNA 呈母系遗传，亦即子代绝大多数线粒体是来自母方而非父方，细胞内存在父方线粒体 DNA 仅为极罕见的情况。

此外，细胞线粒体 DNA 有杂胞质性，即个体间同一突变在各组织间的分布有明显差异，同一种基因突变在不同个体中可因这种组织细胞杂胞质性，以致个体间可能呈现迥然相异的临床表现。例如，一种线粒体基因突变在某个受精卵的有丝分裂中，有突变的线粒体分配到骨骼肌干细胞内较多；而在另一个个体中，有突变的线粒体分配到胰岛 B 细胞干细胞内较多。虽然这两个个体的线粒体基因突变性质是一样的,但以上分配的后果却是前一个人发生肌病而后一个人发生糖尿病。除此之外,还会有神经性耳聋、视力下降、左心室肥厚、心脏自主神经病变、传导障碍及心力衰竭、抑郁、认知障碍、生长发育障碍等各种临床表现,因此并非所有的突变者均有糖尿病,也可以出现糖尿病外其他系统的表现。

有报道显示在确认为线粒体 tRNA$^{Leu(UUR)}$ 基因上的 A3243G 突变患者中 38.3%有糖尿病,其中 85%突变携带者在 70 岁以前会发生糖尿病。总体来讲起病较早,40 岁前多见,最早可在 10 岁前起病,但亦可迟至 80 多岁后发病;家系内下代发病有提早倾向;20%患者呈急性起病,起病时烦渴、多尿及体重减少等症状较多见,亦曾见有酮症酸中毒者。

总之,患线粒体糖尿病的母亲无论生男孩还是女孩,子女均可能是患者。但男孩不会传给下一代,仅女孩会继续将这个疾病往下传。本病突变外显率(即表现出相应症状的百分率)几近 100%,但是,由于杂胞质性,同胞患者间的临床表现在性质及程度上变异较大,有的病情很轻,有的病情很重很复杂。

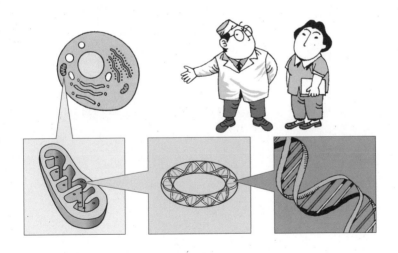

线粒体糖尿病的预防策略

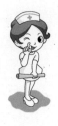

贾先生：我今年 35 岁，2 年前诊断为线粒体糖尿病，医生说这是家族遗传性的毛病。目前我的兄弟尚未患病，我的女儿刚上幼儿园，请问他们有可能患病吗？ 如果可能，能否早期发现该病？

如今人类的预期寿命比较一百年前已大大延长，一个重要的原因就是对各种疾病的早期预防做得比较成功。举个例子，现在多数成人每年都会做一次体检，体检能够在许多疾病的症状出现之前做出早期诊断，随后可以进行相应的治疗。现在的糖尿病相当一部分都是体检发现的，患者还没有"三多一少"的典型症状，空腹血糖已经升高了，这时候进行积极干预，能够最大限度地改善预后，延长寿命。

当然，随着科技的发展，人们已经不满足于早期发现，甚至希望提前预测，像中医所说的"治未病"，在疾病还没有成形时就积极预防，这给医学工作者带来极大的挑战。

人类基因组计划完成后，我们事实上已经掌握了所有基因的 DNA 序列。然而，任何基因的序列都不是固定的，在很多位点上有数种可能，我们称之为多态性。这些多态性一部分属正常变异，一部分与疾病发生相关，而慢性病如 2 型糖尿病与众多基因的多态性相关联，分析起来过于复杂，至今尚无定论。但绝大多数的线粒体糖尿病恰恰为单基因突变造成，检测很方便，这就为线粒体糖尿病的"治未病"带来可能。

对具有下列一种尤其是多种情况者应疑及线粒体基因突变糖尿病：① 在家系内糖尿病的传递符合母系遗传。② 起病早伴病程中胰岛 B 细胞分泌功能明显进行性减低或尚伴体质指数低且胰岛自身抗体检测阴性的糖尿病患者。③ 伴神经性耳聋的糖尿病患者。④ 伴中枢神经系统、骨骼肌表现、心肌病、视网膜色素变性、眼外肌麻痹或乳酸性酸中毒的糖尿病患者或家族中有上述表现者。

对疑似者或线粒体糖尿病的血亲应做线粒体 DNA 突变筛查。可用于检测的标本有血液、组织、咽拭子、尿液等,其中组织的检出率最高,创伤也最大;咽拭子、尿液为非侵入性的诊断,易为患者所接受。研究显示白细胞中突变的线粒体 DNA 比例较其他组织(如胰岛 B 细胞、神经、肾脏、肌肉组织)中低,因此在白细胞中不能检出突变者可考虑用颊黏膜活检组织或肌肉活检组织抽提 DNA 后进一步筛查突变。此外建议神经系统和心血管系统检查、糖尿病筛查、听力检查、眼科检查以及肾脏评估至少每年 1 次,另可根据需要进行调整。

线粒体糖尿病为母系遗传,贾先生的女儿不会传得他的线粒体 DNA,因此不可能患病。而与贾先生同母所生的兄弟则有线粒体糖尿病的可能,应该到医院做线粒体 DNA 突变的检测,及早应对未来可能出现的线粒体糖尿病。

线粒体糖尿病患者的运动秘笈

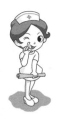

小徐:我很喜欢运动而且是打篮球、踢足球这样的剧烈运动,不知道怎么居然也得了糖尿病,医生说是我母亲遗传下来的,叫线粒体糖尿病,还说以后最好不要再做剧烈运动。糖尿病不是应该少吃多动吗,为什么我却不宜运动?

我们一般所说的糖尿病大多指 2 型糖尿病,因为发病率最高,占糖尿病总数的 90% 以上。2 型糖尿病与肥胖和代谢综合征相关联,后天的因素主要包括多食懒动,因此饮食控制和增加锻炼是防治 2 型糖尿病的两大法宝,在疾病起始单单少吃多动就能控制住血糖,在疾病后期也能够通过运动减少降糖药的剂量。

然而线粒体糖尿病和普通的 2 型糖尿病完全不同。要了解怎么不同,首先要知道线粒体是怎么回事。线粒体是存在于大多数组织细胞中的细胞器，具有细胞生物氧化的功能，包括丙酮酸氧化/三羧酸循环及脂肪酸 β 氧化，通过电子传递链及氧化磷酸化系统，即所谓呼吸链，以腺苷三磷酸（ATP）的形式产能，人体 90％ ATP 产自线粒体。线粒体突变型糖尿病，线粒体功能受损，影响其介导的氧化磷酸化作用，患者体内葡萄糖有氧氧化不足而无氧酵解相对增强，乳酸生成增多。

运动是一个消耗氧气和葡萄糖等能量的过程。线粒体是能量工厂，因此在运动时几乎是满负荷甚至超负荷运转，以便使氧气和能量跟得上身体的需求。线粒体的供能可以满足需要，这就叫有氧运动，如果氧气不足以维持线粒体的需求，这时候无氧酵解就大大运转起来。无氧酵解不需要氧气也能产生 ATP，但效率较低，而且会生成大量的乳酸。剧烈运动后肌肉酸痛就是因为肌肉细胞里积累了较多乳酸的缘故。

乳酸在体内不能过量，过量乳酸刺激肌肉产生酸痛还是小事，如果产生过度破坏了体内的酸碱平衡就会导致酸中毒。乳酸酸中毒是最可怕的酸中毒之一，很难纠正，死亡率很高。糖尿病患者都知道酮症酸中毒，酮症酸中毒比乳酸酸中毒要轻得多。

线粒体基因突变的患者，线粒体的功能减退，利用氧气少，产生 ATP 也少。这在温和地运动时还显现不出缺陷，一到剧烈运动，线粒体完全跟不上需求，需要大量的无氧酵解来产生 ATP，而乳酸也大大增加，一旦超出机体的承受能力，就可能出现乳酸酸中毒，那就麻烦了。

所以线粒体糖尿病不宜剧烈运动，适度运动就行。

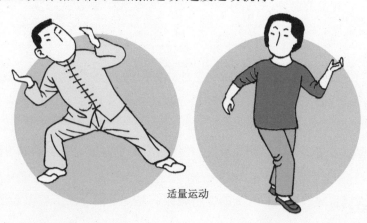

适量运动

治疗确有特殊性

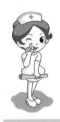

小李：我最近被诊断出线粒体糖尿病，医生建议我用胰岛素治疗，可人家刚患糖尿病的时候都是吃药的，为什么我要打针？线粒体糖尿病和其他糖尿病相比治疗方法有什么不同？

线粒体基因突变糖尿病是糖尿病的一种特殊类型，是线粒体基因突变所引起的非胰岛素依赖性糖尿病，属于 B 细胞遗传缺陷疾病。遗传方式为母系遗传，即家系内女性基因突变者的子女均可能传得此突变基因，而男性基因突变者的子女理论上不可能传得此突变基因。线粒体糖尿病的病因与 2 型糖尿病不同，治疗自然也有一些特殊性。下面对线粒体糖尿病的治疗做一个简介。

一般治疗

(1) 合理饮食与运动：线粒体糖尿病患者，体形一般偏瘦，体质指数(BMI)大多低于正常，故其饮食控制可适当放宽。此外线粒体糖尿病患者葡萄糖氧化不足，血乳酸高，故不宜进行剧烈活动，以免运动后加重血乳酸水平。

(2) 降糖药物治疗：对于尚具有胰岛素分泌功能的患者，可给予适当的磺脲类药物口服。但是随着病程的延长，胰岛 B 细胞功能进行性下降，患者口服降糖药几年后往往出现继发性磺脲类失效，并且慢性并发症发生较早，应及早给予胰岛素治疗。双胍类药物能抑制线粒体氧化还原能力，导致 ATP 浓度降低，加重乳酸升高，故不宜选用。α-葡萄糖苷酶抑制剂可与磺脲类药物或胰岛素联合应用。

(3) 胰岛素治疗：多数患者较快出现胰岛素分泌功能进行性下降，故诊断明确后即需胰岛素治疗；起病缓慢者，虽然病初口服降糖药治疗有效，但是随着病情的发展，往往几年后出现药物失效，最终也需要胰岛素的治疗。因此胰岛素是线粒体糖尿病的主要治疗手段。

改善呼吸链功能

（1）辅酶 Q_{10}：线粒体基因突变致线粒体氧化磷酸化功能受损，释放大量的反应态氧，引发胰岛素分泌功能进行性受损。辅酶 Q_{10} 是线粒体呼吸链的电子传递体，其还原形式泛醌醇有抗氧化的作用，可防止自由基对线粒体膜蛋白及 DNA 的氧化损害，有延缓线粒体糖尿病并发症的发生、改善胰岛 B 细胞功能和阻止胰岛功能进一步恶化的作用。

（2）其他方法：辅助药物如肉毒碱，维生素 C、维生素 E、维生素 B_1 等可改善呼吸链复合物的功能，但其疗效均不明显。

避免使用的药物

（1）二甲双胍及其他影响线粒体功能的药物，如四环素、氯霉素、苯妥英钠、苯巴比妥、丙戊酸、核苷同类物逆转录酶抑制剂等。

（2）易致听力损害的药物，如氨基糖苷类抗菌药；孕妇应避免使用硫酸镁，因其可在线粒体内膜竞争钙离子，从而加剧肌肉损伤。

（3）建议谨慎使用他汀类降脂药物。

糖尿病与妊娠

随着二胎政策的放开和越来越多的晚婚晚育,高龄产妇也越来越多,与之相伴的则是各种妊娠并发症或合并症的大流行,妊娠糖尿病就是其中的一种。

本章围绕妊娠糖尿病展开,先谈产前检查的必要性:产前检查可以避免很多问题,或者能尽早发现问题,第一时间干预,尽量为怀孕创造一个良好的条件。另外,妊娠高血糖到底有什么样的危害? 这一点很多患者并不清楚,毕竟血糖高一点,不痛不痒,似乎对身体没什么影响。其实,高血糖危害很多,对孕妇不好,对胎儿也不利,为母子平安,孕妇还是应该多加防范,及时治疗。

产前筛查的重要性

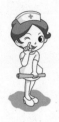

高女士：最近二胎政策放宽，公公婆婆都希望我能再生一个。可我今年已经 37 岁，体检时血糖高出正常，虽然医生说还没到糖尿病，听说年龄越大生孩子越危险，不仅孕妇会面临各种各样的考验，孩子的缺陷率也比较高，有什么方法能够保证母子平安吗？

产前筛查是指用相对简便、经济和较少创伤的方法对孕妇人群进行筛查，进而发现某些先天性缺陷的高危胎儿。其目的是防止有缺陷患儿的出生。一般在怀孕 14～20 周的时候进行，包括羊水诊断、绒毛膜取样和脐带血染色体核型分析等。例如唐氏综合征就可以通过唐氏筛查筛出高风险孕妇，再通过抽羊水做产前诊断来确诊。对于有些单基因遗传病，如地中海贫血，目前可以进行产前基因诊断，如果夫妻双方均为携带者，已经生育过一胎患儿，那么就有必要对下一胎进行基因检查，如果检查胎儿带有致病基因，可引产避免重症贫血患儿的出生。

其中，妊娠糖尿病是指妊娠期才出现或发现的糖尿病，可引起羊水过多、妊娠高血压综合征、巨大儿、胎死宫内、胎儿畸形等，新生儿则易发生呼吸窘迫综合征、低血糖、低血钙等，产妇也易发生产后出血、产褥感染、酮症酸中毒、高渗性昏迷等并发症。妊娠糖尿病是一种较为常见的妊娠合并症，对孕产妇及新生儿的健康有严重危害，故对其早期诊断、早期治疗是十分重要的。

很多资料认为，该病的危险因素有：高发种族、年龄大于 30 岁、肥胖、孕前患多囊卵巢综合征或月经不规则、糖尿病家族史、孕早期空腹尿糖阳性、异常产科病史（如畸形儿、胎死宫内、巨大儿史）、长时间应用糖皮质激素或肾上腺素等、本次妊娠可疑巨大儿、羊水过多。年龄是妊娠期糖尿病发病的主要因素之一，随着年龄的增加，该病的发病率明显增加。妊娠糖尿病的预防通常是针对病因和诱发因素制定针对性的预防措施，从而在尚未发病时或疾病的早期防止疾病发生和继续进展。

对于妊娠糖尿病，由于其发病的特殊性，预防措施应该针对以下两方面。

（1）糖耐量异常发展成为糖尿病。根据家族史、过去不良生产史、年龄、种族、肥胖程度等将孕妇分为妊娠糖尿病的高危人群和正常人群。对正常人群定期进行糖耐量筛查试验，对高危人群制定详细的筛查和严密监测的方案，以便及早发现糖耐量减低和糖尿病的孕妇。对上述孕妇早期制定包括精神、饮食、运动和胰岛素等治疗措施组成的综合治疗方案，使糖耐量减低者糖耐量恢复正常，避免发展成为糖尿病。对糖尿病患者实施胰岛素为基础的治疗，使血糖维持正常水平。最终目的是降低或完全避免孕母和产妇并发症和合并症，降低和避免胎儿、新生儿各种异常。

（2）再次妊娠和多年以后发生糖尿病。妊娠糖尿病患者妊娠结束后，糖耐量通常恢复正常，但再次妊娠再次发病的概率高、多年后发展成糖尿病的概率高，所以对妊娠糖尿病患者产后应该进行多年的跟踪随访。

妊娠血糖高　危害可不小

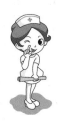

刘女士：我肚子里的宝宝有六个月了，前一阵子"糖筛"说我有妊娠糖尿病，但我没有任何不舒服的感觉，宝宝也很好，医生说要治疗，否则对我和宝宝的健康都有很大的影响。我想知道，妊娠糖尿病真的有很大危害吗？

怀孕期间血糖水平升高会对胎儿的生长发育造成一定的影响，容易发生流产、早产、死胎、巨大儿、胎儿宫内受限、羊水过多等。由于妊娠糖尿病患者对葡萄糖的利用率降低，在分娩时易导致产程延长，从而引起宫缩乏力性出血。此外，妊娠糖尿病还会增加胎儿的死亡率，新生儿易发生新生儿低血糖和新生儿呼吸窘迫综合征。

目前，许多研究表明妊娠期间患有糖尿病，绝大多数可在产后恢复正常糖代谢，但仍有 40%～50% 产妇在产后 5～10 年发展为 2 型糖尿病。由此可见，妊娠期间糖尿病会增加母亲以后发生 2 型糖尿病的风险。然而，糖尿病是具有遗传倾向和家族聚集性的复杂性疾病，妊娠糖尿病患者的孩子日后发生 2 型糖尿病的概率会较平常人大一点，但不是一定会得糖尿病。

母亲在妊娠期间如果不好好控制血糖，不仅会危害胎儿，还会增加自己日后患糖尿病的风险。故妊娠糖尿病患者应积极合理地将血糖控制在正常范围内，首选饮食加运动疗法，尽量保持空腹血糖低于 5.3 毫摩/升(mmol/L)，餐后 2 小时血糖低于 6.7 毫摩/升，糖化血红蛋白最好低于 5.5%，且不会发生低血糖或酮症酸中毒。但如果治疗 1～2 周后，空腹血糖仍高于 6.1 毫摩/升，或餐后 2 小时血糖高于 8 毫摩/升，则应给予药物治疗。一些口服降糖药能够透过胎盘引起胎儿低血糖并有致畸的可能，因此妊娠糖尿病患者只能使用胰岛素来降血糖。

产后 5 年是妊娠糖尿病患者发展为糖尿病的高峰期，并且妊娠期糖尿病患者可能包含一部分妊娠前存在的糖代谢异常者，因此产后进行血糖检查非常重要。产后 12 周复查口服糖耐量试验，如果正常，以后每 2 年复查一次。

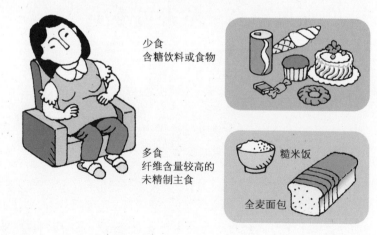

少食
含糖饮料或食物

多食
纤维含量较高的
未精制主食

糙米饭

全麦面包

有高危因素者每年检查一次。每次随访同时要进行健康教育,进行科学的饮食指导和体育锻炼。

　　饮食上,某些患者误以为不吃淀粉类可控制血糖或体重而完全不吃饭,其实这种理解是错误的,任何人都应保持一定的碳水化合物摄入量。正确的做法是,患者应尽量避免摄入加有蔗糖、砂糖、果糖、葡萄糖、冰糖、蜂蜜、麦芽糖之类的含糖饮料及甜食,以避免餐后血糖的快速增加。如有需要可加少许代糖。建议患者尽量选择纤维含量较高的未精制主食,更有利于血糖的控制,比如以糙米或五谷饭取代白米饭,选用全谷类面包或馒头等。妊娠糖尿病患者早晨的血糖值较高,因此早餐淀粉类食物的摄取应尽量避免或减少。

胰岛素抵抗——妊娠糖尿病的根源

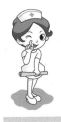

　　秦女士:我今年 37 岁,正在怀第二胎,"糖筛"后发现有妊娠糖尿病。我怀头一胎时什么问题都没有,为什么现在会得妊娠糖尿病?

　　如今随着工作压力的增大,未来生活的不确定性及结婚育儿成本的节节攀升,越来越多的年轻人选择或被迫晚婚晚育,孕产妇年龄的升高及高龄产妇的大量出现导致妊娠糖尿病的大流行。另外,食物含糖量的日益增加也是妊娠糖尿病的一个祸因。

　　许多孕妇经"糖筛"发现自己血糖增高后都会问:"我为什么会生糖尿病?"这个问题回答起来既简单又复杂。说简单就五个字"胰岛素抵抗",说复杂这五个字展开来解释能写一本书。下面先简要介绍一下胰岛素抵抗。

　　胰岛素抵抗通俗点说就是胰岛素的作用减弱了。举个例子,A 和 B 两个人的血糖水平相同,可 A 的血浆胰岛素水平为 10 毫单位/毫升(mU/ml),B 的血浆胰岛素水平为 20 毫单位/毫升,说明 B 与 A 相比有胰岛素抵抗;粗略估算，B的胰岛素敏感性只有A的1/2，或者说，维持同样的血糖水平，B需要的胰岛素量是A的2倍。胰岛素抵抗是2型糖尿病发生的重要成因之一。但2型糖尿病的胰岛素抵抗极为复杂，迄今一直是学者研究的热点。而妊娠糖尿病的胰岛素抵抗就简单得多，与怀孕时各项激素分泌增高密切相关。

人体主要激素中仅胰岛素有降糖作用，其他主要激素都有明显的拮抗胰岛素从而升高血糖的作用。妊娠时雌激素、孕酮、皮质醇、生长激素、甲状腺素和胎盘生乳素等各类激素大量分泌，干扰了胰岛素和受体正常结合，从而影响胰岛素的功效，这种干扰可能发生在胰岛素受体后的细胞信号转导水平。由于胰岛素促进葡萄糖进入细胞，而胰岛素抵抗则阻止葡萄糖进入细胞，因此，葡萄糖留在了血液中，血糖水平上升。孕妇为克服胰岛素抵抗，胰岛需要分泌比平时多1.5～2.5倍的胰岛素来维系正常的血糖水平。

妊娠中期的胰岛素抵抗是自然生理现象，程度大约相当于2型糖尿病患者的水平。这一生理现象的意义在于为胎儿提供足够的葡萄糖。如果孕妇胰岛素敏感性正常，葡萄糖都被母体吸收，胎儿很难正常发育。然而即便如此，正常孕妇的血糖依然相对偏低，可见胎儿的吸糖能力有多强。

同样的胰岛素抵抗，为何大部分妊娠妇女血糖偏低而小部分孕妇高血糖？这个问题至今没有确切的答案，但胰岛B细胞功能缺陷显然是极重要的因素。正常孕妇面对胰岛素抵抗时能够分泌出足够量的胰岛素供机体的需要，而小部分孕妇的B细胞分泌不出那么多胰岛素，无法克服胰岛素抵抗，导致妊娠糖尿病。

分娩后，孕妇体内的激素水平迅速回落，胰岛素敏感性快速恢复正常，对胰岛素的需求量也相应恢复到正常水平，因此糖尿病消失。但这类患者如果不改变生活习惯，随着胰岛素抵抗的日积月累，终将再次发展为糖尿病。因此，为了预防或延缓2型糖尿病的发生，有过妊娠糖尿病史的妇女均应少食甜食，积极锻炼，尽量保持良好的胰岛素敏感性。

糖尿病与高尿酸血症

糖尿病的病理生理特征是高血糖，与高尿酸血症和高脂血症同为代谢综合征的一部分，它们有共同的病理基础，即胰岛素抵抗，因此代谢综合征又称为胰岛素抵抗综合征。

我们都知道，高尿酸血症会导致痛风，然而大多数高尿酸血症的患者并没有痛风，因此往往容易忽视该病的治疗。高尿酸会通过影响内皮功能或诱导局部炎症和氧化应激而导致或加重胰岛素抵抗，而胰岛素抵抗是 2 型糖尿病重要的成因之一。

高尿酸和高血糖在体内还可能互为因果，因此这两种疾病状态往往共存于一体，仅仅盯住一个不放，并不能让机体恢复真正的健康，因此双管齐下才能有效去除胰岛素抵抗的基础，真正从根上解决问题。

为虎作伥的高尿酸

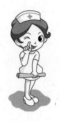

陈先生：我好几年体检都是尿酸增高，问医生尿酸有什么危害，医生只说容易得痛风，可我到现在也没有发生痛风。今年体检除了尿酸高之外，我的血糖也开始偏高，是尿酸高引起的吗？高尿酸与高血糖有关联吗？

尿酸是由细胞核内的嘌呤分解而成。正常情况下，作为食物被人体摄入的动植物细胞中的嘌呤和人体细胞自身代谢生成的嘌呤，会以尿酸的形式通过肾脏从尿中排出。若体内产生的尿酸过多，未能完全排出，血液中尿酸堆积就会出现高尿酸血症。尿酸在血中的溶解度不大，当生成量过多时，便在关节或肾中沉积，引起病变甚至形成痛风。

目前认为高尿酸血症和糖尿病同属代谢性疾病，高尿酸血症可通过多种机制促使机体发生胰岛素抵抗，引起血糖水平升高。首先，高尿酸血症可引起血管内皮一氧化氮（NO）生成减少和血管内皮功能损伤，进而导致胰岛素抵抗的发生。同时，NO 水平降低可减少血液流向骨骼肌，使葡萄糖吸收受损，加重胰岛素抵抗。在动物实验研究中发现，血管内皮 NO 产生障碍的小鼠可发生胰岛素抵抗。其次，高尿酸血症可直接作用于人体的脂肪细胞，促使其发生炎症反应和氧化应激，同时可减少脂肪细胞因子的产生，进而引起胰岛素抵抗的发生。多个国家的流行病调查研究显示，高尿酸血症可被认为是预测糖尿病发生的独立危险因子；得了高尿酸血症，会使糖尿病的发病风险明显增加。

高尿酸血症应早期发现早期治疗，越早药物干预越早获益。积极合理的降尿酸治疗,不仅能有效改善患者的肌酐清除率和血清肌酐水平,缓解肾病发展进程,维持患者肾功能稳定性,还可改善胰岛素抵抗,增加胰岛素敏感性,并能有效预防糖尿病等相关伴发病的发生。

目前,90％以上的高尿酸血症是尿酸排泄不良型高尿酸血症,与抑制尿酸生成的药物别嘌醇相比,促进尿酸排泄的药物苯溴马隆适用于更广泛的高尿酸血症患者。高尿酸血症患者应每3个月进行一次血尿酸水平以及相关的肾功能检查,同时注意观察痛风或相关伴发病(如糖尿病、高血压)的发生,争取将血尿酸水平长期控制在小于 360 微摩/升(μmol/L),如伴有痛风者则应控制在小于 300 微摩/升。在药物治疗的基础上,结合饮食和运动治疗对于降低血尿酸水平,预防糖尿病的发生有很大的意义。

高尿酸血症患者在饮食上,应注意少食嘌呤含量高的食物,如肉类、海产品类、饮料、香菇等,戒烟酒,多食新鲜蔬菜、樱桃、维生素 C、咖啡及乳制品等具有预防高尿酸作用的食物。

狼狈为奸　互为因果

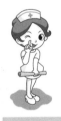

老王:我既有糖尿病,又有高尿酸,听说都是代谢紊乱,它们相互之间有关联吗? 如果有的话,到底是高尿酸引起糖尿病还是糖尿病引起高尿酸?

近年来,我国高尿酸血症的患病率逐年增高,在 20 世纪 80 年代中期,患病率仅为 1‰左右,至 2011 年,其患病率增加了 10 余倍。目前,高尿酸血症已成为继高血脂、高血压和高血糖之后,一个不容忽视的健康问题。

科学领域逐渐开展了针对高尿酸血症的发病机制、致病危害及临床治疗的相关研究。研究表明,高尿酸血症与人体多个重要靶器官损害密切相关,可导致糖尿病、代谢综合征、肾病、心力衰竭、脑卒中及冠心病等疾病的发生。其中,基线血尿酸水平大于 398 微摩/升(μmol/L)者远期糖耐量异常和 2 型糖尿病的发病危险比小于 280 微摩/升者增加了 78%，并且血尿酸水平每升高约 6 微摩/升可使糖尿病的发病风险增加 17%。临床实验室检查也见到血尿酸水平与空腹血糖、空腹血胰岛素水平呈正相关。

高尿酸血症本身还可通过多种机制促使机体发生胰岛素抵抗，甚至引发糖尿病。而糖尿病又会反过来加重高尿酸血症。

糖尿病是由遗传和环境因素共同引起的复杂性疾病。胰岛素抵抗及胰岛 B 细胞功能障碍是导致糖尿病发生的主要原因。胰岛素抵抗常表现为高血糖伴高胰岛素血症，胰岛素敏感性降低。B 细胞功能障碍则表现为胰岛素分泌绝对不足，患者高血糖需要用胰岛素替代治疗。

目前，许多研究表明胰岛素抵抗可诱发甚至加重高尿酸血症：胰岛素抵抗可通过增加肾小管钠离子-氢离子交换，增加氢离子排泄，促进尿酸重吸收，从而升高血尿酸水平，导致高尿酸血症的发生。由此可见，糖尿病患者并发高尿酸血症的风险明显增加。

糖尿病的常见并发症之一就是糖尿病肾病，故糖尿病引起的高尿酸血症多为尿酸排泄不良型，与抑制尿酸生成的药物别嘌醇相比，促进尿酸排泄的药物苯溴马隆更有助于广大糖尿病患者预防和治疗高尿酸血症。

早发现，早治疗，将血尿酸水平维持在合理的范围内，不仅可减少高尿酸血症对人体带来的危害，同时还可延缓糖尿病肾功能恶化，延缓糖尿病进程，提高糖尿病患者的生活质量。

糖尿病慢性并发症的危害

　　糖尿病慢性并发症主要包括大血管病变、微血管病变以及神经病变，会累及心、脑、肾、眼等重要脏器。众所周知，糖尿病慢性并发症是糖尿病患者致残、致死的主要原因。在我国，糖尿病视网膜病变和糖尿病肾病已成为致盲和致终末期肾病的重要原因，严重影响患者的生活质量，也给家庭、社会带来沉重的经济负担。

　　糖尿病治疗的策略很大一部分是针对慢性并发症的预防和控制。因此，尽早提高对糖尿病慢性并发症的认识、科学开展综合治疗、规范管理、完善并发症监测筛查和及早干预，必将有利于减少、延缓和控制慢性并发症的发生发展，使得大多数糖尿病患者可以享受正常生活。

　　本章汇集了我们对糖尿病慢性并发症的一些新认识和建议，希望对您有所帮助和启发。

为啥糖尿病患者的血管系统脆弱不堪

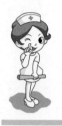

糖尿病患者有俗称的"三高",即高血糖、高血压、高血脂。糖尿病患者并发或伴发心血管疾病的特点,也可表现为"三高"。

高发病率:发病率高而且发病早、发病快。糖尿病患者发生心血管疾病的风险增加2~4倍,且病变更严重、更广泛,预后更差,发病年龄趋于年轻化,较非糖尿病者提前5年。

高复发率:伴有多种心血管疾病危险因素,易反复发作。

高死亡率:症状不典型、反复发作,死亡风险大大增加。糖尿病患者心脏病的死亡率是非糖尿病者的5~6倍。

心血管并发症的危害

糖尿病如果没有心血管并发症,将不再是一个重大的公共健康难题,然而现实情况是10年内5个糖尿病患者中就有1个发生心肌梗死;2个心肌梗死合并糖尿病患者中就有1个会再发生心肌梗死。临床上80%的糖尿病患者死于心血管疾病,60%的冠心病患者有高血糖。在我国三甲医院的住院患者中2型糖尿病的并发症患病率分别为:高血压34.2%,心血管病17.1%,脑血管病12.6%,下肢血管病5.2%。防治心血管疾病所需的医疗支出,占糖尿病医疗费用中最主要部分。因此,降低糖尿病患者的心血管系统风险水平应成为防治糖尿病的主要目标。

心血管系统损害的原因

糖尿病患者为什么更易发生心血管病变? 首先,长期的高血糖状态会对组织产生毒害作用,促进心血管病的发生发展。2型糖尿病患者,尤其是肥胖者,常存在胰岛素抵抗,处于高胰岛素血症状态,这种状况可直接或间接促进动脉粥样硬化形成,诱发并加重心血管病。其次,2型糖尿病患者常合并高血糖和血脂异常。高甘油三酯血症或高胆固醇血症个体易发生动脉粥样硬化,进一步引起血管管腔变小,管壁弹性减退,供血能力下降,从而发生冠心病、心肌病、自主神经病变等。此外,糖尿病患者常存在血小板功能亢进和凝血异常的情况,从而促进血小板聚集和血栓形成,促使动脉粥样硬化发生。尤其值得注意的是,糖尿病心肌梗死常为无痛性心梗,病变累及血管多而严重,极易出现心力衰竭、心律失常,病情凶险,抢救成功率低而死亡率极高。因此,在医学界,糖尿病是冠心病的高危因素。

脑血管并发症的危害

由于血管系统受损,糖尿病也容易并发或伴发脑血管病,多为缺血性,约占89%,其中多为腔隙性脑梗死(简称腔梗),可反复梗死最终导致脑软化、脑萎缩,而致老年性痴呆,大大降低患者的生存质量。由于糖尿病患者多伴有高血压,因此出血性脑血管病也并非罕见,且一旦发生出血性脑卒中,死亡率可高达90%以上。亚洲人群中,脑卒中是心脑血管疾病最常见的表现,与欧洲人相比,中国人更易发生脑卒中。

因此,糖尿病患者应及早针对心血管危险因素进行一级预防,如戒烟、控制血压、增加体力活动、减轻体重、接受调脂治疗、抗血小板治疗等。一旦确诊为糖尿病以后,至少应每年评估心血管病变的危险因素。

糖尿病大血管并发症的危险因素及预防对策

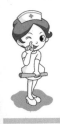

在了解糖尿病大血管病变的表现和危害后,大家一定想要了解究竟哪些危险因素可以加速这些病变的发生和发展呢? 如何进行有效的预防呢?

（1）血糖控制未达标：这里所说的血糖控制，是全面的血糖控制，包括空腹血糖、餐后血糖以及糖化血红蛋白，忽视其中任何一个方面都会给大血管病变的控制带来不利影响。同时，降糖还要注意"个体化"，即根据不同的年龄制定不同的降糖目标，最大限度地避免低血糖的发生，因为"低血糖"同样会增加糖尿病心脑血管疾病的死亡风险。

（2）血脂异常：在内分泌科门诊，经常会有糖尿病患者带着体检报告向医生咨询，当被告知血脂异常时，很大一部分患者都表现出无所谓的态度，实际上这等于是在"闯红灯"。低密度脂蛋白胆固醇，即大家通常所说的"坏的胆固醇"，是糖尿病大血管并发症最强的预测指标，也是发病最重要的危险因素。同时，总胆固醇升高、甘油三酯升高、高密度脂蛋白胆固醇（即所谓"好的胆固醇"）降低都是糖尿病大血管并发症的危险因素。所以，糖尿病患者在降糖的同时，一定要重视调脂治疗。

（3）高胰岛素血症：有一部分糖尿病患者，尤其是糖尿病早期的患者，检查自身胰岛素水平时发现胰岛素不但不低，反而高于正常，这就是"高胰岛素血症"，值得注意的是，这并非好事，而是说明这些患者已经出现了胰岛素抵抗，也就是说体内的胰岛素已经不能很好地发挥作用。目前的研究证明，高胰岛素血症也是糖尿病大血管并发症的重要危险因素之一。

（4）高血压、肥胖、年龄、吸烟：这些都是糖尿病大血管并发症的独立危险因素。

在了解了糖尿病大血管并发症的危险因素后，大家应该提高警惕，争取早期预防，降低糖尿病大血管并发症的发生率和死亡率。下面为大家总结几条预防对策。

（1）控制血糖：作为糖尿病治疗的首要目标，全面控制血糖是非常重要的。饮食控制和加强运动是控制血糖的基础治疗，在此基础上，根据每个人的病情不同，可以选择不同的药物治疗，而定期、及时的血糖自我监测和定期接受糖尿病患者教育则是控制好血糖的重要辅助措施。降糖药物种类很多，具体选择哪种药物治疗并非最重要，最重要的是血糖要达到理想水平，并尽量减少低血糖的发生。

（2）控制血压：降压药物的种类较多，糖尿病合并高血压时应合理选择适宜的降压药。目前认为以血管紧张素转化酶抑制剂（如卡托普利、福辛普利、依那普利等)和血管紧张素受体拮抗剂(如缬沙坦、替米沙坦、氯沙坦等)作为首选降压药物较好。

(3) 调节血脂：首先强调低脂饮食,若单纯饮食不能控制血脂则要加用调脂药,首要目标是将低密度脂蛋白胆固醇降至理想水平。他汀类调脂药为首选,因其对大多数患者来说能显著降低总胆固醇和低密度脂蛋白胆固醇,也能一定程度上提升高密度脂蛋白胆固醇,以及降低甘油三酯。

(4) 抗凝治疗：目前常用药物为阿司匹林,它有降低血小板聚集率、黏附率及降低血液黏滞度的作用,对预防和治疗糖尿病合并血栓性并发症有确切疗效。

(5) 戒烟、控制体重和运动：健康的生活方式如戒烟、合理减肥、加强体育锻炼等也对糖尿病大血管病变有积极的预防作用。

总之,糖尿病大血管并发症是糖尿病患者生活质量下降及病死率增加的主要原因。作为糖尿病患者,首先要了解大血管并发症的危险因素,积极预防,争取做到"防患于未然"。请大家积极行动,珍爱生活,远离糖尿病大血管并发症。

别让糖尿病毁了你的脚

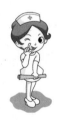

小颖：我父亲患糖尿病 8 年了,平时血糖控制还可以,但有时也会有波动。近来他觉得手脚总是有点麻木和冰凉的感觉。社区医院的医生告诉他,一定要注意保护好脚,千万不要发生"老烂脚"。为什么糖尿病会影响到手和脚,真的会引起"老烂脚"吗?

俗话说,"千里之行,始于足下",作为承担人体负荷最大的平面,双脚在日常生活中的重要性不言而喻。糖尿病患者易并发血管和神经病变,引起一系列临床足病,包括足趾疾病、胼胝形成、皮肤损害和溃疡、肌肉骨骼病变导致足变形等。糖尿病足,早在我国古代医书《黄帝内经》中就有记载,"膏粱之变，足生大疔"。现代医学于 1956 年首先使用"糖尿病足"这一名词。

糖尿病足的危害和临床表现

糖尿病足是糖尿病患者最为严重、花费最大的慢性并发症，不仅严重影响糖尿病患者的生活质量，也是导致糖尿病患者截肢致残的主要原因。糖尿病患者下肢截肢的风险是非糖尿病者的 40 倍，大约 85％的截肢是由于足溃疡引发，15％左右的糖尿病患者会在其一生中发生足溃疡。每 30 秒钟就有一个下肢截肢是由于糖尿病而导致的。值得庆幸的是，50％～85％的截肢是可以预防的，因此早期预防糖尿病足意义重大。

长期高血糖令人体循环发生障碍，由此引起的神经病变、血管病变和感染是导致糖尿病足的三大主要原因。超过一半的糖尿病患者会出现手足麻木、感觉迟钝等，由于失去了痛觉保护，这些患者的脚很容易在不知不觉中受伤，如穿不合适的鞋能引起足部皮肤摩擦受伤，用过热的水洗脚能引起烫伤等。糖尿病自主神经病变所造成的皮肤干燥、开裂和局部的动静脉短路也可以促使或加重糖尿病足的发生、发展。由于长期高血糖能造成血管病变，多数糖尿病患者都存在不同程度的下肢动脉狭窄或闭塞，由此形成的下肢血液循环障碍是导致糖尿病足的重要病因。他们常常出现间歇性跛行、夜间加重的下肢发凉，以及足部伤口不易愈合引起的感染、溃烂，严重者若不及时截肢，会导致败血症，危及生命。

如何防治糖尿病足

糖尿病足固然可怕，但糖尿病足是可防可治的，而且防重于治。预防第一是战胜糖尿病足的基本策略，良好地控制血糖，使空腹血糖及餐后血糖均维持于接近正常的水平，是防治包括糖尿病足在内的一切并发症的根本。在严格控制血糖的基础上，正确的足部护理也很关键。除了日常护理，如温水洗脚、清洁和滋润皮肤、正确修剪趾甲、保持足部温暖但要防止足部烫伤外，还要选择合适的鞋袜，养成每天检查足的习惯，发现足部问题应尽早就医治疗。

通过简单的筛查即可初步了解患者是否由于周围神经病变而造成感觉缺失，比如 10 克的尼龙丝（垂直状态下施加 10 克重量即可使其弯曲）检查痛觉、128 赫兹的音叉检查震动觉、用针检查两点辨别觉、用棉花絮检查轻触觉、足跟反射等。而下肢动脉病变的检查可以通过触诊足背动脉和胫后动脉的搏动来判断。如发现足背动脉、胫后动脉搏动明显减弱时,则需要采用多普勒超声检查踝动脉与肱动脉的比值(≤0.9 提示有明显的缺血),必要时可进行血管超声、血管造影或 CT、磁共振血管造影检查。

　　糖尿病患者每年至少到医院进行一次足部的检查,没有足部症状并不意味着足是健康的。糖尿病病程超过 10 年、长期血糖控制差、足部的卫生保健差、足溃疡的既往史、神经病变(足的麻木、触觉或痛觉减退或消失等)和周围血管病变的症状和体征(足发凉、足背动脉脉搏减弱或消失、间歇性跛行等)、糖尿病的其他慢性并发症(严重肾功能衰竭或肾移植、明显的视网膜病变)、严重的足畸形、吸烟、酗酒、老年、肥胖等,均是发生糖尿病足的危险因素。糖尿病足的随访频度应根据病情的类型和程度而定,如足溃疡的患者应 1～4 周复诊一次,足部感觉缺失的患者可以每 3 个月复诊一次。

　　一旦出现糖尿病足,应及时就医,根据病情的严重程度分级治疗。积极控制代谢紊乱(血糖、血压、血脂),辅以药物改善循环、控制感染。对于下肢动脉闭塞症的患者,应重建血管通路(如介入治疗、转流手术治疗);溃疡患者应定期创面处理。只有早防早治,才能避免严重糖尿病足的发生,降低截肢率,提高患者的生活质量,延长寿命。

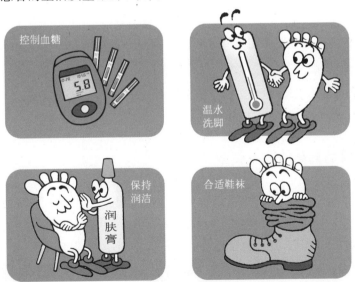

高血糖是肾脏的隐形杀手

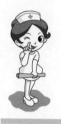

李大妈：我患 2 型糖尿病快十年了，病情控制总的来说还可以，可是最近去医院检查，发现有轻度蛋白尿。是不是已经并发肾脏病了，会不会发展为尿毒症？我心里好害怕。

我们的肾脏就像是 24 小时工作的"净化工厂"，是人体的主要排泄器官，具有非常重要的生理功能。它不停地滤洗血液，排出身体里的废物和多余的水分形成尿液，维持体内水、电解质、酸碱平衡，并产生多种生物活性物质维持我们机体正常运作。如果肾脏发生病变，不能把身体里的废物和多余的水分排出去，这些代谢废物无处可去，就会在身体里蓄积起来，严重危害健康。

糖尿病肾病的分期和危害

糖尿病肾病是糖尿病常见的并发症，是糖尿病全身性微血管病变之一。研究发现，长期高血糖可以导致肾脏小血管的慢性损伤，主要表现为肾小球毛细血管基膜增厚，进而导致肾小球硬化症，肾小球硬化后影响了肾小球的滤过功能。糖尿病早期肾体积增大，肾小球滤过率增加，呈高滤过状态，以后逐渐出现间歇性蛋白尿或微量白蛋白尿，随着病程的延长出现持续蛋白尿、水肿、高血压、肾小球滤过率降低，进而发展为肾功能不全、尿毒症等终末期肾病。数据表明 20%～40% 的透析患者源自糖尿病，糖尿病肾病是糖尿病患者不容忽视的主要死亡原因之一。

糖尿病肾病的防治

微量白蛋白尿是临床诊断早期糖尿病肾病的主要线索。中国 2 型糖尿病防治指南建议，对于 2 型糖尿病患者在确诊糖尿病时应同时检查微量白蛋白尿，但一次检查阳性，还不能确诊为持续微量白蛋白尿，需要在 3～6 个月内复查，如果 3 次检查中 2 次阳性，则可确诊；如为阴性，则应每年检查一次。事实上，即使在尿微量白蛋白阴性的患者中仍有 17% 存在慢性肾脏疾病。因此在筛查尿微量白蛋白的同时，也应进行血肌酐的测定，评估肾小球滤过率。同时，微量白蛋白尿还与高血压、高脂血症、动脉粥样硬化和心血管疾病等相关。高血压虽然不是引起糖尿病肾病发病的因素，但是高血压可加重尿白蛋白的排出，加速糖尿病肾病的进展和肾功能恶化。此外，对伴有蛋白尿的 2 型糖尿病患者，诊断糖尿病肾病之前必须仔细排除其他可能引起蛋白尿的原因。

临床上出现下列情况应考虑糖尿病合并了其他肾脏病：① 有明显蛋白尿但无明显糖尿病视网膜病变；② 急性肾损伤；③ 肾炎性血尿，尿沉渣以畸形红细胞为主或有红细胞管型；④ 不伴高血压的肾病综合征；⑤ 短期内蛋白尿明显增加等。出现上述情况应考虑肾活检以除外其他原因的肾小球肾病。

糖尿病肾病的防治重点

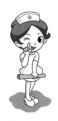

糖尿病肾病的防治重点是早期发现。对有糖尿病易患因素者，如糖尿病家族史、多胎妊娠、肥胖及高血压等，应进行糖尿病筛查，以期预防糖尿病肾病。在糖尿病肾病早期进行及时治疗，可使其有某种程度的逆转。糖尿病肾病的临床治疗主要针对以下几方面。

改变生活方式

控制体重和腹围。坚持糖尿病饮食，戒烟，限制饮酒，适当运动。体质指数（BMI）是指体重（千克）/身高（米）的平方，假如某人体重 70 千克，身高 1.75 米，则 $BMI = 70 \div 1.75^2 = 22.85$。$BMI \geqslant 28$ 为肥胖，$BMI \geqslant 25$ 为超重。腹围应控制在男小于 90 厘米（2.7 尺），女小于 85 厘米（2.55 尺）。

低蛋白质饮食

当进入糖尿病肾病 4 期（临床能检测到 24 小时尿蛋白大于 0.5 克/日）需要

优质低蛋白质饮食,主张食用少量的动物蛋白,如鱼、鸡肉、牛奶等,避免植物蛋白如黄豆及豆腐、豆浆等豆制品。当血肌酐水平正常或肾小球滤过率(GFR,应用 ECT 检测或者运用公式计算)正常时每日蛋白质摄入量应不多于 0.8 克/千克(体重),例如体重 60 千克的患者每日应不超过 48 克(约 1 两)。对血肌酐升高或 GFR 下降的患者,蛋白质摄入应降低至每日 0.6 克/千克(体重)。中晚期肾功能损伤患者,蛋白质摄入应更严格,可同时口服 α-酮酸(如开同)治疗。

控制血糖

肾功能不全的患者(血肌酐升高)应选择从肾脏排泄少的药物,如格列喹酮(糖适平)、瑞格列奈(诺和龙)、那格列奈(唐力)等。严重肾功能不全的患者,应选用胰岛素治疗,首选短效胰岛素,以减少低血糖的发生。血糖控制目标应该是糖化血红蛋白(HbA1c)小于 7%,但年龄大、病情危重、反复发生低血糖,或者多种药物治疗效果欠佳的,可放宽 HbA1c 至 9%。

控制血压

对于 18 岁以上非孕妇,血压控制在 140/80 毫米汞柱以下,优先选择肾素-血管紧张素系统抑制剂(ACEI、ARB),如福辛普利(蒙诺)、厄贝沙坦(安博维)、缬沙坦(代文)、氯沙坦(科素亚)等。但开始应用的 1~2 周需注意监测血钾和血肌酐水平。若患者已有肾功能减退,血肌酐高于 265.2 微摩/升(3 毫克/分升)时则不建议使用 ACEI、ARB。另外蒙诺等 ACEI 类药物还有刺激性干咳的副作用。β 受体阻滞剂和利尿剂因其潜在的糖脂代谢紊乱作用不主张纳入一线用药,除非合并心动过速或明显水肿。钙通道阻滞剂(CCB)在糖尿病肾病患者中的肾脏保护功能尚不明确。

控制蛋白尿

自糖尿病肾病 3 期(微量白蛋白尿期)开始,无论有无高血压,首选 ACEI、ARB 降尿蛋白,因为此类药物具有改善肾内血流动力学,减少尿蛋白排出,抑制系膜细胞、成纤维细胞和巨噬细胞活性,改善滤过膜通透性等药理作用。即使在全身血压正常的情况下也可产生肾脏保护功能,且不依赖于降压后血流动力学的改善。中成药雷公藤及大黄酸也有明确的降尿蛋白作用,在我国已广泛应用。

纠正血脂紊乱

糖尿病肾病患者血脂控制目标应为甘油三酯小于1.7毫摩/升（mmol/L），低密度脂蛋白胆固醇小于2.6毫摩/升。

透析或肾移植

糖尿病肾病患者本身的糖尿病并发症多见，尿毒症症状出现较早，应适当放宽肾脏替代治疗的指征。对终末期糖尿病肾病的患者，肾移植是目前最有效的治疗方法。但糖尿病肾病患者移植肾存活率仍比非糖尿病者低10%，且单纯肾移植并不能防止糖尿病肾病再发生，也不能改善其他的糖尿病合并症。

由此可见，糖尿病肾病目前尚无根治方法，尽早行尿微量白蛋白、血肌酐检查，控制体重，调整饮食，合理应用 ACEI 或 ARB 降压及降尿蛋白，降血脂等措施是保护肾脏，减慢肾衰进程，延缓透析或肾移植的重要途径。

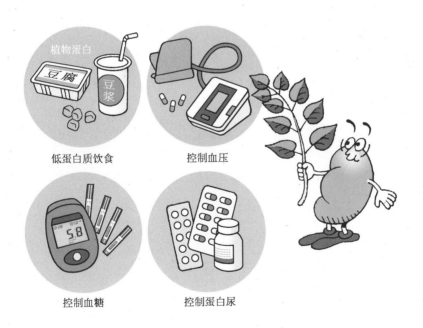

植物蛋白

低蛋白质饮食　　　　控制血压

控制血糖　　　　控制蛋白尿

谨防糖尿病眼病夺走你的视力

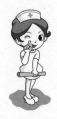

林大妈的老伴患糖尿病十多年了,这两天因为腰腿痛,而且感觉视物有点模糊不清,行走不便,所以让林大妈来帮他配药和咨询。我告诉她糖尿病患者应谨防并发糖尿病眼病,最好能及时到医院来检查。

俗话说,眼睛是"心灵的窗户",但保持这扇窗户的明亮却绝非易事,尤其是糖尿病患者。人的眼底就好比照相机的底片,眼球是镜头,外界的光线通过眼球后在眼底成像,其中任何一个环节出现问题,都会影响最终成像(视物),导致视力下降,甚至失明。几乎所有的眼病都可能发生在糖尿病患者身上,如眼底血管瘤、眼底出血、泪囊炎、青光眼、白内障、玻璃体浑浊、视神经萎缩、黄斑变性、视网膜脱落。而糖尿病患者发生这些眼病的概率明显高于非糖尿病人群,因此糖尿病患者需知晓并重视糖尿病眼病。

糖尿病眼病的高患病率

糖尿病视网膜病变是糖尿病患者最常见也最为严重的微血管并发症之一。在 2 型糖尿病成人患者中,20%～40%出现视网膜病变,8%伴失明。50%糖尿病病程在 10 年左右者可出现该病变,15 年以上者达 80%。糖尿病病情越重,年龄越大,发病的概率越高。据 WHO 统计,2005 年糖尿病视网膜病变在全球致盲病因中位列第五,影响 18 亿人,占全球致盲人数的 4.8%。

糖尿病眼病的分型和分类

临床上根据是否出现视网膜新生血管为标志,将没有视网膜新生血管形成的糖尿病视网膜病变称为非增殖性糖尿病视网膜病变,而将有视网膜新生血管形成的糖尿病视网膜病变称为增殖性糖尿病视网膜病变。通俗点说,就是在我们全身的血管中,眼底视网膜微细血管对血液中糖的浓度最敏感,血糖浓度的持续异常会造成一些微细血管的损害，再发展就出现血管腔狭窄甚至堵塞。一些微细血管狭窄或堵塞以后，一部分视网膜神经细胞就处于缺血缺氧的饥饿状态，因为饥饿，就要寻找替代的营养管道，从而诱发一种异常的、新生的血管出现。新生血管非常脆弱，在许多诱因作用下，如咳嗽、大便用力、剧烈运动等，就容易发生新生血管破裂出血，可导致严重视力下降甚至完全失明。

除此以外，较为常见的影响视力的糖尿病眼病还包括白内障、慢性单纯性青光眼等。另外，在糖尿病发病急骤或病情突然加重的情况下，由于血糖的增高会引起房水渗透压的减低，使患者突然发生近视，或原有的老花眼症状减轻；当血糖下降较快时又表现为远视。患者常感视物模糊，但多为短时或一过性的，这种病变在糖尿病强化治疗的数周内可以恢复正常。

糖尿病眼病的防治

由于糖尿病眼部病变损害的不可逆性，且起病比较隐蔽，患者难以自察，因此预防是最重要的一环，而且早期预防的花费要远远低于晚期手术治疗的费用。因此，当确诊糖尿病时，就应该去眼科就诊，详细地查眼底，尽量早发现早治疗，这是避免糖尿病视网膜病变和视力丧失的重要预防方法。临床医师建议：糖尿病患者年龄在 10～30 岁，应在确诊为糖尿病后第 5 年到医院眼科做全面检查；若年龄大于 30 岁，则应在确诊时就开始到医院眼科做全面检查。以后每年复查 1 次；有视网膜病变者，应每年复查数次，无视网膜病变者，可以间隔稍多一些时间复查。积极治疗糖尿病，使血糖得到满意控制，同时也要严格控制血压，降低血脂，调整饮食结构，多吃富含蛋白质的食物，少吃含脂肪的食物，尽量延缓糖尿病视网膜病变的出现。

糖尿病的预防

《黄帝内经》云："上医治未病。"对任何人而言，预防永远比治疗要有意义得多。而糖尿病作为一种遗传与环境交互作用的结果，切断环境对遗传的诱发作用，能够极为有效地防止或推迟糖尿病的发生，极大地改善人民的生活质量。因此本章重点介绍糖尿病预防的意义和措施。

事实上糖尿病的预防对有家族史的人来说尤为重要，所以我们说"一人得病，全家受益"：家里面一旦有人得糖尿病，其他人都会警觉起来，开始有意识地预防，改掉生活中的诸多不良习惯，如果方法得当，能够极为有效地延缓或预防糖尿病的发生。当然，糖尿病本身是一种异质性的疾病，1 型和 2 型糖尿病的发病机制完全不同，因此预防也各有特色。我们通常所说的"管住嘴、迈开腿"是防治 2 型糖尿病的六字箴言，而 1 型糖尿病作为自身免疫性疾病的一种，预防要点却有所不同，关键在于避免自身免疫。

总之，有糖尿病家族史的人们都应该敲响警钟，积极预防，而没有糖尿病家族史的也不能掉以轻心。因为所谓的家族史，总有第一个患者，希望你不要"有幸"成为家族中患病的"老祖宗"。

莫让"富贵病"变成"大众病"

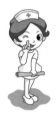

　　谈起糖尿病,三十年前一般人就会说"这是个富贵病",大多是富贵之人得的病,贫穷的人很少会得该病。富贵病现在又称"现代文明病",意思是人们进入现代文明社会,生活富裕后,吃得好、吃得精,营养过剩,活动量减少,从而产生的非传染性的流行病,如肥胖、肠癌、高血脂、动脉粥样硬化、冠心病、糖尿病、脑卒中等。但事实又并不完全如此。调查表明:糖尿病患病率急剧增高的地方,往往是迅速发生从穷到富变化的发展中国家,这些地方的经济开始起飞,生活水平迅速提高,但文化发展相对滞后,保健意识比较欠缺。从这个角度来看,糖尿病是一种在开始富裕但富裕程度还不够,走向文明但文明程度还不高的国家和地区,且易于暴发流行的一种"欠富裕不文明病"。

我国糖尿病的患病特征

　　目前我国成人糖尿病总数约 1 亿,居世界首位。中国成人糖尿病总患病率已达 11.6%,比 1994 年(2.28%)增加 4 倍,比 1979 年(1.14%)增加 9 倍。据估计,我国成年人中,约每 10 个人中就有一个糖尿病患者或每 4 个人中就有一个高血糖(糖尿病或糖尿病前期)患者。尤其值得注意的是,青年人的体力活动明显不足而营养摄入过剩,导致本应只在中老年人群高发的 2 型糖尿病已经呈现低龄化趋势。此外,现代化新农村人群在生活条件显著改善、体力劳动被机械化替代以后,由于自身文化教育程度和农村医疗设施的不足,受糖尿病的威胁性更大。现实情况是,我国目前已有 4 310 万农村糖尿病患者,接近我国糖尿病患者总数的一半。同时,农业人群中还"潜伏"着易发生糖尿病的8 350万糖尿病前期个体，占到总糖尿病前期者六成左右。

生活方式巨变

为什么我国糖尿病形势如此严峻？过去的三十年里，中国经济飞速发展，人们的生活方式、饮食习惯都发生着巨大的变化。2010年，"中国居民营养与健康状况监测"结果显示，我国营养不良的情况持续改善的同时，仍然面临营养不良和营养过剩同时存在的双重挑战。例如，人均盐和油的摄入仍然超标；在外就餐时，人们摄入谷类食物更多，肉类食物更多，饮料摄入也更多，在外就餐不利于膳食平衡。与十年前相比，儿童的饮食行为也发生了很大的变化：有超过2/3的中小学生每周喝一次饮料，超过1/3的每天喝饮料；中小学生的饮料摄入每天多了200毫升，其中有2/3都是含糖饮料；"每天不足三餐"的中小学生比例增加，而每周吃一次西式快餐的儿童比例却大大增加。与能量摄入过剩相反的是，"世界在变懒"。今天的中国人，与1991年相比运动量减少了45％，预计到2030年将减少51％，有超过2/3的人从来不锻炼。随着交通工具的进步，中国人的出行方式明显变化，2002年有78.5％的人出行方式是步行或骑车，而十年后，这个比例只有53.5％。

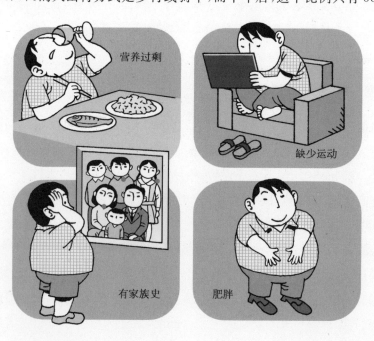

营养过剩

缺少运动

有家族史

肥胖

肥胖席卷全国

生活方式现代化、膳食结构改变和体力活动减少,带来的是我国成年人和儿童超重和肥胖症的患病率均以惊人的速度飙升。虽然中国人群超重和肥胖症流行的发展阶段略晚于欧美发达国家,但 2006 年的一项相关研究提示,我国城市居民的超重率已达 32.4% 左右,肥胖率达到 13.2%,也就是说城市中的"体重超标"已经接近五成,而中国大城市 7~17 岁儿童的超重比例已经超过 20%,意味着肥胖同样呈现席卷中国之势。在中国,92% 的孩子没有校外体育运动。缺少运动会导致儿童肥胖、体质下降,进入成年后患糖尿病、心血管疾病等可能性更高,甚至平均寿命会减少 5 年。

所有的流行病学调查均显示,如果中国目前对糖尿病、肥胖不能及时并充分采用有效干预措施,今后我国的糖尿病及相关代谢病带来的健康和经济负荷将会更为严重。维持能量平衡是保持健康的关键。一方面,要管住嘴,减少油、盐、含糖饮料、猪肉等的摄入,增加蔬菜谷类和奶类等的摄入,努力达到膳食平衡;另一方面,要迈开腿,多运动,少静坐。同时,全社会都要重视儿童肥胖问题,将慢病控制的关口前移。

防止发病比阻断遗传更现实

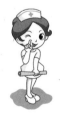

包先生:我患糖尿病已经好几年了,最近我太太也查出有糖尿病,这让我们非常恐慌。我们的孩子现在上中学,他说:"我们学校生物老师讲'种瓜得瓜,种豆得豆',你们都有糖尿病,我以后也会生糖尿病。"是这样吗?我儿子能够逃脱糖尿病的命运吗?

我们知道,糖尿病的遗传非常复杂,迄今并未十分清楚。遗传学研究表明,糖尿病发病率在有血缘关系的亲属中比无血缘关系的亲属中高出 5 倍。在 1 型糖尿病的病因中遗传因素的重要性为 50%,而在 2 型糖尿病中其重要性达 90% 以上,因此遗传因素对 2 型糖尿病的影响明显高于 1 型糖尿病。

子女从父母那里可以得到容易患糖尿病的基因,加之一定的环境因素彼此互相影响,就会得病。在这里,环境因素主要充当导火索和催化剂的角色。在不同的人种或民族,遗传所起的作用强弱并不相同。虽然遗传基因出生后无法改变,但我们可以采取一些措施,最大限度地防止后代发生糖尿病。

(1) 早期预防:遗传病并非都是在出生时就能表现出来的,有的在儿童时期,有的在青少年期,有的甚至成年后才逐渐显出症状和体征,需要提早预防糖尿病的发生。如提高公众健康素养、改善母孕健康、提倡母乳喂养、保障儿童充足营养也很重要,有利于早期降低糖尿病以及其他非传染性疾病的发生。此外,病毒感染是最重要的环境因素之一,病毒感染可直接损伤胰岛组织引起糖尿病,也可在损伤胰岛组织后,诱发自身免疫反应,进一步损伤胰岛组织引起糖尿病。幼年型糖尿病与病毒感染有显著关系,感染可以使隐形糖尿病最终现形。

(2) 饮食与运动控制:糖尿病虽植根于胚胎,但能否最后形成与发生,与少年乃至青年、壮年的成长环境密切相关。糖尿病患者的子女大多出生体重较一般儿童为重,应养成坚持锻炼身体、合理进食的习惯以防止过早肥胖,有利于预防糖尿病的发生。此外,精神因素也有相当重要的作用。因为伴随着精神的紧张、情绪的激动及各种应激状态,会引起升高血糖激素的大量分泌。

总之,不仅要从阻断遗传的获得入手,还要从遗传后防止发病入手,全面预防糖尿病。

虽有遗传因素　也有预防措施

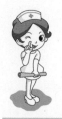

小杜:我父亲有糖尿病,我家好几个亲戚也有糖尿病,我虽然每年体检血糖都正常,但总是比较担忧,怕自己也得糖尿病。有什么办法能够避免将来也患糖尿病吗,有什么预防药吗?

虽然遗传因素对糖尿病的发生发展起着一定作用，但是环境因素的作用也不容忽视。血糖的升高可以通过锻炼身体、合理进食等生活方式进行调控和改善，不需要进行预防性用药。若血糖水平已达糖尿病诊断标准，则需及时就医。如果父母患糖尿病的话，子女患糖尿病的概率会相对增高，但也不是绝对的，早期积极应对是有可能避免糖尿病的。只要平时注意饮食，多做运动，多关注血糖水平，定期进行自测是可以预防的。

首先要注意合理饮食，保证碳水化合物即粮食和纤维素的摄入量，控制油脂类和高热量食物的摄入。其次，适当增加体力活动，最好保证每周进行1～2次体育锻炼，每次时间不少于30分钟。再次，维持理想体重，体质指数（BMI）不要超过24。最后，每年应进行一次常规体格检查，千万不要为了节省这点查体的时间和费用而付出健康的代价。因为糖尿病、高血压及血脂紊乱等疾病大多是在不知不觉中发生，早期可以没有任何症状。此外，还应该注意有下列情况者属于高危人群，诸如有糖尿病、高血压及血脂紊乱家族史者、出生时低体重者、缺乏体力活动者、肥胖者，以及妊娠期间出现过血糖升高或糖尿病的妇女等，以上人群应定期到医院进行筛查，做到防患于未然。

下面介绍几种最容易做到又行之有效的运动方法。

（1）步行：走平路速度在每分钟80～100米比较适宜，每天至少走3 000米。如果体力不能耐受或时间不允许，可以走10分钟，休息5分钟再走，或者稍放慢速度。不急于求成，要循序渐进，每天行程可以逐步增加至6 000米以上。

（2）慢跑：有运动基础者，可以参加慢跑锻炼。慢跑速度每分钟100米比较合适。运动时间要在30分钟以上，可以跑步和走路交替进行。

（3）骑自行车：可以应用功率自行车在室内锻炼，运动强度为每分钟450～700千克·米，也可以结合上下班进行骑自行车锻炼。一般速度的道路骑车，运动强度太低，特别是交通拥挤，而快速骑行又不安全，也容易精神紧张，所以最好在晨间或运动场内进行，速度以每小时8.5～15千米为宜。

调节自身免疫可减少 1 型糖尿病的风险

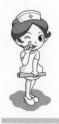

> 侯女士：我是一名 1 型糖尿病患者，如今儿子日渐长大，我很担心他也会患 1 型糖尿病。有什么办法可以预防 1 型糖尿病的发生吗？

20 岁以下的青少年发生的糖尿病，多属于 1 型糖尿病。这种类型糖尿病的发生，与基因易感性和自身免疫有关。

由于孩子体内存在易患糖尿病的遗传基因这个"内因"，加上以下"外因"：如社会或学习压力较大的外部环境造成的情绪紧张状态；长期摄入高热量的食物，胰岛本身负担加重；在病毒感染（如柯萨奇病毒、肠道病毒等）的诱导下，体内免疫调节乱了套，具有介导作用的 T 淋巴细胞把免疫信息传递给 B 淋巴细胞，使之产生针对外来病毒等抗原的抗体，由于胰岛中分泌胰岛素的 B 细胞上一些物质的分子结构与病毒抗原相似，这些自身抗体就以为它是"外来入侵者"，不能明辨敌我，于是产生针对自身胰岛细胞的免疫反应，血液中出现胰岛细胞自身抗体。它们对着 B 细胞开火，"群起而攻之""自己人跟自己人打架"的结果，胰岛 B 细胞基本全部"阵亡"，分泌胰岛素的功能严重降低甚至衰竭。体内缺乏了这个降血糖的激素，血糖就像脱缰的野马难以控制，就会出现高血糖和血糖剧烈波动的一系列表现，如口渴、多饮、多尿，常有饥饿感而多食，但体重不增反减，感觉疲乏无力，常有皮肤瘙痒等。如果出现这些症状，就表示糖尿病已经发生了。因此，自身免疫紊乱是大部分青少年糖尿病的"病根"。

要预防小孩患糖尿病，就得从调节免疫、维持平衡入手。给予孩子宽松自由的生长环境，避免过度施加压力；避免反复"感冒""拉肚子"等病毒感染，尽量母乳喂养，避免婴儿出生后 3 个月内过早接触牛奶或配方奶粉，防止牛奶中的牛白蛋白、酪蛋白以及病毒蛋白等异种蛋白侵入体内而启动自身免疫，有望减少孩子患糖尿病的风险。

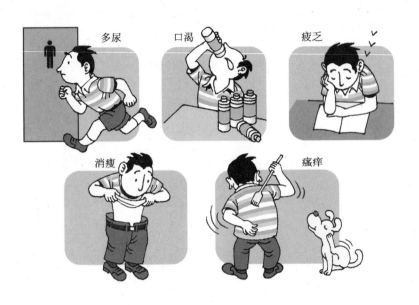

多尿　　口渴　　疲乏

消瘦　　瘙痒

一人得病，全家受益

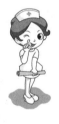

　　吴先生：我今年体检查出有糖尿病，当时几乎不敢相信。我问医生，糖尿病不是有遗传性吗，我家从没人生糖尿病，为什么我会有糖尿病？医生回答：任何家族总有第一个生糖尿病的吧，你就是你们家的遗传性呗。我想知道，我得糖尿病，对家里人是不是影响很不好？

　　众所周知，2型糖尿病的发病原因既有"上天"造就的遗传因素，又有后天所处的环境因素——营养过多、缺少运动、不良生活习惯等。不少患者经常会问：为什么有的人从不限制饮食，每天喜欢吃甜食却不得糖尿病？为什么"胖子"中也只有部分人得糖尿病，而自己很注意控制饮食和运动，体形也好，最终还是得了糖尿病？这就是"遗传因素"在作怪。

　　然而糖尿病的遗传因素不同于一些经典的完全由遗传因素决定的先天

103

性遗传病,如唇裂、血友病等。就绝大多数糖尿病而言,遗传因素使你容易患糖尿病,在医学上称之为"易感性",而环境因素是糖尿病容易"生长"的"土壤"。不但不同类型(如1型和2型)糖尿病的遗传因素即致病基因不同,世界上不同种族、同一个民族的不同地区,甚至每个糖尿病患者的基因变异也不全相同,其主要原因是因为糖尿病是一个受多个基因影响,而每个基因影响强度不大的多基因遗传病。

在世界糖尿病基因排名表上,我们中国人所带的基因是对糖尿病中等易感的基因,北欧芬兰人的1型糖尿病患病率全世界最高,而中国人的1型糖尿病患病率远低于他们。一个经常引以为例的"故事"恰好说明了糖尿病发病的两个原因:太平洋上有一个原居民人口不到1万人的瑙鲁国,他们长期靠刀耕火种或捕鱼捞虾为生,过着近乎原始的贫穷生活,20世纪50年代瑙鲁人糖尿病患病率几乎为零。随着这些居民生活水平的提高,短短的五六十年间,糖尿病的发病率如火箭般飙升,现在患糖尿病的人口竟高达40%以上,加上处于糖尿病前期的人数,竟达到人口的2/3,是世界上患病率最高的两个种族之一。这警示我们"富裕"的环境因素对有易感性基因的人群影响非常巨大,特别是那些由穷到富的人们!

2007年完成的中国流行病学调查显示,我国成年人糖尿病的患病率约10%,而刚改革开放时仅为1%~2%。正是糖尿病(尤其2型糖尿病)的这个特点——既是遗传病,但又不是完全由遗传因素决定发病,使得我们在糖尿病的防治上大有作为:我们可以控制环境因素,即管住嘴巴,增加运动,控制体重,就可以大大减少患糖尿病的风险。

我们说"一人得病,全家受益",其真正含义是一人诊断为糖尿病,就为全家敲响了警钟,需要对其兄弟姐妹,父母亲和子女(医学上称一级亲属)进行定期血糖监测,因为他们是一群容易得糖尿病的"危险人群"。这样就有可能在最早时候、最轻时期将糖尿病诊断出来,及时治疗;也可以在未得糖尿病时期进行有效预防,这不就是全家受益了吗?

血糖监测

　　血糖监测是糖尿病管理中的重要组成部分,科学、规范的血糖监测有助于准确评估患者高血糖的严重程度,制定合理的个体化降糖方案,同时反映疗效并指导降糖方案的调整,对于提高治疗水平、改善血糖控制、防治糖尿病并发症均具有重要的意义。随着科技的进步,血糖监测技术也有了飞速的发展,使血糖监测越来越准确、全面、方便、痛苦少。目前血糖监测的方法,包括了"点"(监测空腹、餐后2小时等各时点的血糖)、"线"(连续监测3天血糖的动态血糖监测)以及"面"(检测反映既往2~3个月平均血糖水平的糖化血红蛋白、反映既往2~3周平均血糖水平的糖化白蛋白和反映既往1~2周平均血糖水平的1,5-脱水葡萄糖醇)等不同的内容,可以立体、全面、多视角地反映患者血糖的变化。

自我血糖监测是糖尿病管理的必修课

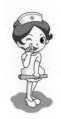

张老师今年 72 岁,患糖尿病已经将近 15 年了,平常一直口服降糖药治疗,来医院就诊时就顺便查一下空腹血糖,医生经常建议张老师最好查查餐后血糖和糖化血红蛋白,并能定期进行糖尿病慢性并发症的筛查,但张老师认为自己空腹血糖每次都在 8 毫摩/升(mmol/L)左右,控制得还不错,而且自我感觉良好,没有什么特殊不适,故一直没有听从医生的建议。最近,张老师不小心将右脚划伤,本以为过几天就可以好了,谁知右脚伤口不仅没有愈合,而且还并发了感染,右脚明显红肿,张老师这才着急起来,赶紧到门诊检查治疗,经过一系列检查,发现张老师餐后 2 小时血糖高达 16.5 毫摩/升,糖化血红蛋白达到 8.8%,不仅双下肢动脉有狭窄,而且还并发了神经病变和肾病。

为什么要进行自我血糖监测

其实,空腹血糖控制良好并不代表餐后血糖一定控制良好,更不能代表全天的血糖控制情况。糖尿病教育、饮食控制、合理运动、自我监测、药物治疗是糖尿病管理的"五驾马车",自我监测是其中不可或缺的驾辕马之一。过去很多患者往往根据自我感觉来判断自己病情的好坏,很难坚持进行科学的自我血糖监测(SBMG)。SMBG 是一个监测手段,反映血糖的即时变化;也是一个指导手段,指导医生和患者及时根据血糖的变化来调整治疗方案;同时它还是一个教育工具,给患者带来饮食、运动、药物治疗对血糖影响的直观效果,了解这些措施对血糖所带来的变化。

进行自我血糖监测的注意事项

（1）自我血糖监测时间点的选择。自我血糖监测时间点包括三餐前血糖、三餐后 2 小时血糖、睡前血糖、夜间 3 点血糖以及其他点的血糖（如发生低血糖时的即刻血糖）。一般说来，血糖比较高的患者首先要关注餐前血糖的监测，另外，容易发生低血糖的糖尿病患者如老年人，最好监测三餐前血糖以防止低血糖的发生。对于空腹血糖控制良好但是糖化血红蛋白没有达标的患者就要进行餐后 2 小时血糖的监测；对于注射胰岛素的患者应监测睡前血糖，特别是注射中长效胰岛素的患者，以防止夜间低血糖；空腹血糖很高的患者，如要排除夜间低血糖的可能性，这时候就要监测夜间 2～3 点钟的血糖。

（2）自我血糖监测频率的选择。监测血糖频率要因人而异，应根据患者不同的治疗方案以及血糖控制情况选择不同的监测频率。糖尿病患者要明确自己目前的治疗方案是注射胰岛素还是口服药物治疗。如果是注射胰岛素，一天打几针，打什么剂型也要心中有数。比如，对于基础胰岛素治疗的患者（如睡前 1 次甘精胰岛素注射治疗）可每周监测 3 天空腹血糖，每 2～4 周复诊 1 次，复诊前 1 天加测包括三餐后 2 小时及睡前共 5 个时间点的血糖谱。而对于每日 2 次预混胰岛素治疗的患者，可每周监测 3 天的空腹血糖和晚餐前血糖，其他同前。

对于非胰岛素治疗的患者一般可每 1～2 周抽查 3 天的血糖，比如星期一监测早餐前后血糖，星期三监测午餐前后血糖，星期六监测晚餐前后血糖，用以帮助患者了解饮食和相关治疗措施对血糖水平的影响。

总而言之，对于血糖控制较稳定的患者，血糖监测的间隔时间可以较长；但对于近期血糖控制不佳、波动大、使用胰岛素治疗，近期有低血糖发生等的患者，应增加监测频率。

（3）自我血糖监测结果的记录。不仅要记录血糖测试结果，同时要详细记录饮食、运动等多方面的信息，以便更好地用以评价血糖控制趋势及药物、饮食和运动对血糖控制的影响，指导治疗方案的调整。

（4）血糖监测是糖尿病管理中的重要组成成分。但是，必须认识到血糖监测的数值本身并不能对血糖控制有直接作用，医生和患者必须掌握如何解释血糖监测的结果并在此基础上做出正确的治疗行动后,才能看到血糖控制情况的改变。

血糖的"摄像机"——动态血糖监测仪(CGMS)

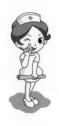

64 岁的李女士患糖尿病多年,平时一直在家里用血糖仪自测指血血糖,最近血糖控制得不理想,波动大,有时候还有低血糖。于是李女士住院治疗,住院期间医生给她做了个动态血糖监测仪的检查。医生在她腹部佩戴了一个小小的机器,没想到三天之后自己的血糖变化就以曲线的方式直观呈现出来,并马上找到了血糖波动的规律。对治疗方案进行了针对性的调整后,血糖较前明显平稳。李女士很惊喜,这个小机器到底是什么样的监测新技术?

什么是回顾性动态血糖监测仪

动态血糖监测是近年来投入临床使用的一种新型持续血糖监测技术,就像动态心电图、动态血压监测一样,可以动态监测血糖变化,是一种能够反映血糖全天波动趋势的血糖监测技术,目前在临床上广为应用的是回顾性的动态血糖监测仪(CGMS)。具体监测原理是 CGMS 的感应探头被植入受检者腹部脐周皮下,通过与皮下组织间液中的葡萄糖发生化学反应,产生电信号,每 10 秒钟接受 1 次电信号,每 5 分钟测定血糖值并记录、储存下来。CGMS 每 24 小时可监测出 288 个血糖值。一般进行 72 小时的动态血糖监测,期间每日至少输入 4 次指血血糖值进行校正,监测期间饮食、运动、药物等日常生活均不受影响。3 天后拔出探头,经信息提取器将数据下载到计算机,用专门的分析软件进行数据分析,得到血糖图和统计值,即可获得患者 3 天内血糖动态变化的完整资料,其中包括:① 每天血糖图谱,可以细致观察患者每天血糖的变化以及与进餐、运动、药物的关系。② 3 天融合的血糖图谱，可以分析患者血糖波动变化的总体规律。③ 具体的动态血糖指标，包括每天平均的血糖值、血糖最高值、血糖最低值、血糖超出预设值范围所占的比例和时间、血糖波动的大小、餐前餐后及夜间不同时间段血糖的情况等。由于所得信息直观翔实，在临床上有较高的应用价值。

回顾性动态血糖监测的临床应用

回顾性 CGMS 在临床上具有广阔的应用空间，具体表现有：① 可以帮助我们找出与下列因素有关的血糖变化，如食物种类、运动类型、药物品种、压力、生活方式等。② 认识可能影响治疗效果的因素，如餐后高血糖、低血糖（尤其是夜间、无症状性）、黎明现象、Somogyi 现象、胃轻瘫等。③ 协助患者制定个体化的治疗方案。④ 提高治疗依从性。⑤ 协助妊娠合并糖尿病患者确定胰岛素治疗方案。⑥ 提供一种用于糖尿病教育的可视化手段。⑦ 确定透析或抗排异药物对肾移植或透析患者血糖的影响等。

回顾性动态血糖监测的优势

通过动态血糖监测，可获得患者 3 天内血糖动态变化的完整资料。相对于传统"瞬时"血糖监测，犹如"摄像机"相对于"照相机"，可以连续记录患者全天每时每刻的血糖值，帮助医生发现许多平时不易发现的问题，包括指血测血糖遗漏的高血糖和无症状的低血糖，特别是夜间低血糖等。通过这些监

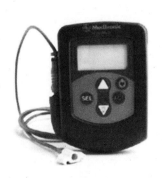

动态血糖监测仪

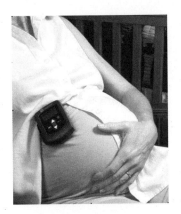

对孕妇进行动态血糖监测

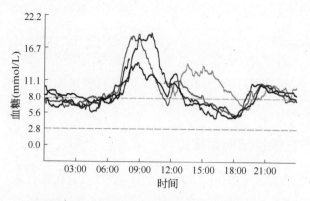

1 例新诊断 2 型糖尿病患者的动态血糖监测结果，发现其高血糖以早餐后时间段最明显

测结果，医生能全面了解患者的血糖波动变化的类型和趋势，可以帮助患者进一步调整治疗方案，使患者的血糖控制更加理想。特别是对于 1 型糖尿病患者、胰岛素强化治疗的 2 型糖尿病患者，以及血糖波动大或频繁发生低血糖的患者，CGMS 可以帮助我们发现许多平时不易发现的高血糖和无症状性低血糖，为优化治疗方案提供依据。

更先进的血糖监测技术
——实时动态血糖监测仪

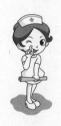

　　小孔今年 16 岁，患 1 型糖尿病 3 年余。近日因血糖波动明显，时高时低，没有规律，虽然胰岛素剂量已增加到每天 62 单位，但血糖有时仍在 20 毫摩/升（mmol/L）以上，甚至有时因血糖太高，血糖仪都无法正常显示。为尽快找到原因，降低居高不下的血糖，医生决定使用实时动态血糖监测仪与胰岛素泵联合的系统对其进行监测和治疗。监测曲线及数据清清楚楚地记录下患者的血糖波动情况：小孔在注射胰岛素后很快就会出现持续时间很短的低血糖，随即产生一个高血糖波动曲线，另外，夜

间还有无症状的低血糖。由于低血糖发生的时间很短,同时小孔没有明显的症状,常规的血糖监测很难发现。明确了血糖波动的原因后,医生根据即时显示的动态血糖监测结果随时调整胰岛素泵治疗方案。治疗后,小孔的血糖很快得到了良好控制,低血糖消失了,每天所需的胰岛素剂量经过调整也大幅度减少。

何为实时动态血糖监测仪

实时动态血糖监测仪是近年来逐步应用于临床的新型动态血糖监测技术,其监测原理与回顾性动态血糖监测仪相同,但实时动态血糖监测仪能即时显示血糖结果,同时具有血糖报警、预警功能,从而更为全面地显示血糖波动的特征,协助患者进行即时血糖调节。

实时动态血糖监测的优势与定位

实时动态血糖监测仪有着创新性的改变,其临床定位和患者获益与回顾性动态血糖监测仪亦有所不同,具体包括以下三个方面。

(1) 实时显示血糖波动趋势:这一特点获益最大的人群是血糖波动频繁的糖尿病患者。实时动态血糖监测仪能显示即时的血糖变化趋势,给出向上或者向下的"箭头",以预测未来 30～60 分钟的血糖变化,比如 1 个向上的"箭头"代表过去的 20 分钟内血糖升高在 1.1～2.2 毫摩/升,2 个向上的"箭头"代表过去的 20 分钟内血糖升高超过 2.2 毫摩/升。开启该项功能将指导患者决定下一步采取的措施:是需要加餐以预防低血糖还是追加降糖措施以降低血糖。

(2) 高、低血糖报警功能:这一特点获益最大的人群是易发生无症状性低血糖的患者以及糖化血红蛋白未达标的患者。针对上述患者开启高、低血糖报警功能,能在患者发生高血糖或低血糖之前进行报警,通过及时复查指血血糖并进行相应处理,从而改善患者的血糖波动。例如,注射胰岛素的患者在开启低血糖报警功能后,能在正常工作、驾驶、运动的同时更加容易管理血糖。同样,高血糖报警能有效管理餐后血糖波动。

（3）调整患者自我血糖监测的频率：该项功能获益最大的人群是过度或者过少进行自我血糖监测的糖尿病患者。对于那些很少进行自我血糖监测的患者来说，实时动态血糖监测仪能为他们提供进餐、运动、使用胰岛素等措施的依据。而对于那些过于频繁进行自我血糖监测的患者，比如一天测10次以上血糖的患者，实时动态血糖监测仪能让他们适当减少痛苦。

实时动态血糖监测最适合哪些患者

（1）在糖化血红蛋白＜7％的儿童和青少年1型糖尿病患者中使用实时动态血糖监测技术可辅助患者的糖化血红蛋白水平持续达标，且不增加低血糖发生风险。

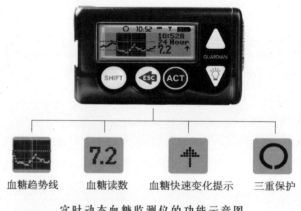

实时动态血糖监测仪的功能示意图

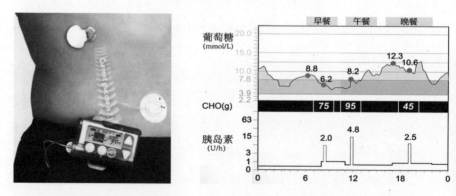

1例1型糖尿病患者通过实时动态血糖监测仪联合胰岛素泵系统进行监测和治疗

（2）糖化血红蛋白＞7％的儿童和青少年1型糖尿病患者，如有能力每日使用和操作仪器，也推荐使用。

（3）有能力每日使用的成人1型糖尿病患者也推荐使用。同时，需要强调的是，进行实时动态血糖监测的糖尿病患者应具有使用实时动态血糖监测仪、解读动态血糖监测仪数据、处理高低血糖报警的能力，且糖尿病自我管理意识和能力俱佳。

评估血糖控制的"金标准"
——糖化血红蛋白

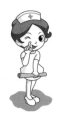

李先生今年45岁，体检发现血糖升高，诊断为2型糖尿病，在生活方式调整3个月后，糖化血红蛋白仍高于7％，医生建议他加用口服降糖药治疗。李先生想问问："什么是糖化血红蛋白？为什么这个指标高就要开始药物治疗了？"

糖化血红蛋白是什么

糖化血红蛋白（HbA1c）是葡萄糖与血液红细胞中的血红蛋白结合的产物，这种结合基本上是一个不可逆的过程，一旦结合就难以解离。红细胞的生命周期为120天，只有等到红细胞衰亡，这种结合才会终止。所以，临床上检测到的 HbA1c 水平客观反映了患者最近2～3个月的血糖平均水平，并不受一时血糖水平波动的影响，故对糖尿病患者血糖控制情况的评估和并发症风险的预测有极高的参考价值，目前已将 HbA1c 水平作为血糖控制的"金标准"。同时，由于 HbA1c 检测具有以下优势：方便、易行、不受进餐时间及短期生活方式改变的影响、变异性小、反映出的血糖情况相对稳定。2011年世界卫生组织（WHO）也正式推荐 HbA1c≥6.5％作为糖尿病的诊断切点。

糖化血红蛋白的临床应用

要想减少糖尿病患者慢性并发症的风险并改善生活质量，提高 HbA1c 达标率是关键。我国 2013 年版《中国 2 型糖尿病防治指南》把 HbA1c 的控制标准改为小于 7.0％，以减少并发症的发生风险。在安全和方便的前提下，可以要求更严格的 HbA1c 控制目标（如小于 6.5％，尽可能接近正常），而若患者合并其他疾病，或曾经历过严重低血糖事件，可以放宽 HbA1c 控制目标（如小于 8.0％），连续两次 HbA1c 不达标时，需要讨论并改变治疗方案。总而言之，应结合患者的安全性、耐受性，制定个体化的控制目标。

那么 HbA1c 与平均血糖水平的关系到底如何呢？大概可以直观地概括为：HbA1c 6％，约等于平均血糖水平 7 毫摩/升（mmol/L），HbA1c 7％，约等于平均血糖水平 8.6 毫摩/升。

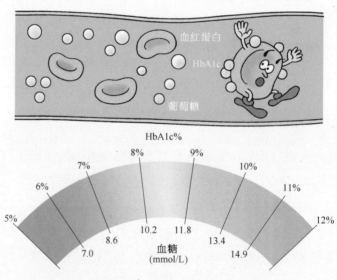

糖化血红蛋白与平均血糖的对应关系

低调的血糖"侦察兵"——糖化白蛋白

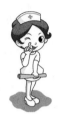

57岁的王先生患糖尿病已经有2年了,这段时间他积极配合医生治疗,血糖控制得也不错。他每三个月去医院查糖化血红蛋白时,发现申请单上有两个名字看起来很相近的指标:"糖化血红蛋白"和"糖化白蛋白",对于前者王先生非常熟悉,但他一直想问医生后者的意义是什么,两者有什么区别呢?

糖化白蛋白是什么

糖化血红蛋白可反映过去2~3个月期间的血糖水平,作为血糖控制的重要指标而在临床广泛应用。不过,因为糖化血红蛋白值易受血红蛋白代谢的影响,在溶血性贫血、肾性贫血、变异血红蛋白血症以及反映血糖的短期变化方面,未必能真实地反映血糖控制情况。于是,医学家又开发出不受血红蛋白代谢影响的血糖控制指标——糖化白蛋白(GA)。GA是血中葡萄糖与白蛋白发生非酶促反应的产物,由于血浆中占70%左右的白蛋白的半衰期为17~19天,代谢周期较快,所以GA值反映的是糖尿病患者测定前2~3周血糖的平均水平,在监测近期控制情况方面起到了非常重要的作用。同时,和糖化血红蛋白一样,GA的测定也无须空腹,不受进餐时间的影响,比较方便、易行。

糖化白蛋白的临床应用

(1)评价短期糖代谢控制情况:GA对短期内血糖变化比糖化血红蛋白敏感,通常认为GA测定可反映患者近2~3周内的平均血糖水平,是评价患者短期糖代谢控制情况的良好指标,尤其是对于糖尿病患者治疗方案调整后疗效的评价,比如短期住院治疗的糖尿病患者,GA比糖化血红蛋白更具有临床参考价值。

(2)帮助鉴别"真假"糖尿病:当人在急性应激时,如外伤、感染以及急性心脑血管事件等发生时血糖会暂时性升高,非糖尿病者在此时出现的高血糖,很难与糖尿病相鉴别,而 GA 和糖化血红蛋白的联合测定,就有助于判断高血糖是暂时性还是已持续了一段时间,从而鉴别高血糖是糖尿病还是应激性高血糖。

(3) 筛查糖尿病:与糖化血红蛋白相似,GA 同样适合于糖尿病的筛查,GA≥17.1%可以筛查出大部分未经诊断的糖尿病患者,同时联合检测空腹血糖和 GA 可以提高糖尿病筛查效率。GA 升高是提示糖尿病高危人群需行口服葡萄糖耐量试验(OGTT)检查的重要指征,尤其对于空腹血糖正常者意义更为明显。

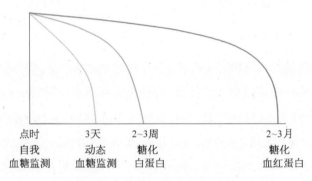

各种血糖监测手段反映的血糖时间窗

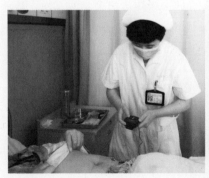
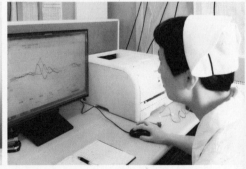

糖尿病的诊治

　　糖尿病的诊治是所有糖尿病患者最关心的内容,然而这里面东西太多,真说起来一本书也讲不完,因此本章针对患者平时不太注意的几个要点做一些阐述。首先是儿童肥胖的问题,父母要及早带青春期前的胖墩到医院去就诊,有问题应及时治疗,没有明显的问题,则要从饮食运动上下功夫,省得孩子早早发生糖尿病。

　　另外就是个体化治疗的概念。每天都有患者在门诊询问:为什么别人糖尿病那么多年还在吃药,我刚得糖尿病没几年就要打胰岛素了? 这个问题回答起来其实很简单:说好听点,每个人都是独一无二的,说不好听叫"人比人气死人";每个患者都要有结合自身特点的治疗方案。之所以搞个体化治疗,最重要的原因是不同的人对同一种药物会产生不同的效果。同一种药,有些人吃了没一点效果,有些人吃了却会低血糖,因此,每个人都要摸索适合自己的药物。目前糖尿病药物治疗已进入药物基因组学的时代,通过基因测序分型,能够判断你适合用什么药,哪些药在你身上无效,这是极为精确的个体化治疗。当然,该技术刚刚开展,未来会逐渐走入日常的临床实践中。

　　最后谈糖尿病治疗的"五驾马车",强调要综合全方位的管理,才能让五匹驾辕之"马"拉走疾病带来的痛苦和烦恼。

儿童肥胖要查明原因

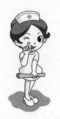

老王：我妻子一直都比较胖，最近得了糖尿病，这让我担心起女儿来。她还是个小学生，也胖墩墩的，胃口非常好，似乎对吃的兴趣远超对学习的兴趣。老师说应该带她到医院检查一下。请问我现在该带她做哪些方面检查呢？

肥胖是由遗传因素和环境因素共同参与且相互作用引起的代谢性疾病。其中心环节是能量代谢的不平衡，能量摄入高于能量消耗。遗传因素即发生肥胖的易感性因素，通常是指一个或多个基因变异、突变引起，该因素是肥胖发生的"土壤"；而环境因素如高糖高脂饮食、多坐少动等则是肥胖发生的条件。

肥胖主要分为两种：单基因肥胖和多基因肥胖。单基因肥胖发病年龄较早，出生后 2～3 周出现嗜食、体重明显增加，成年后体质指数（BMI）一般都超过 40。目前已经成功克隆出 8 个引起单基因肥胖的基因，如 POMC、MC4R、MC3R、LEP、LEPR、PC‑1 和 SIM 等基因，它们主要影响能量生成和消耗、促进脂肪细胞储存能量导致肥胖的发生。而多基因肥胖则由多种基因共同参与，相互作用，同时也与环境因素密切相关的迟发性肥胖。体质指数一般都在 30～40。

儿童一旦肥胖，由于体内脂肪比例增高，酸性代谢产物排泄不充分而蓄积，会经常感觉疲困乏力、贪睡、不愿活动；又因为肥胖导致水、糖、脂肪代谢紊乱，高胰岛素血症而出现异常饥饿感，表现为嘴馋而特别贪吃。这样就容易促成儿童惰性的养成，变得既贪吃又贪睡，既不愿多运动也不愿多动脑，自然会越来越胖。而且还会形成越胖毛病越多的恶性循环：越是肥胖，越容易贪食贪睡和懒惰少动，失去儿童那种活泼好动、兴趣广泛和积极探索的天性。儿童肥胖，长大后90％会变成大胖子。

肥胖还会带来一系列严重的代谢性问题，这是糖尿病的启动性危险因素，同时，也与高血压、高脂血症的发生密切相关。此外，部分儿童会因肥胖导致性发育障碍，男孩出现隐睾、乳房膨大等性器官和性征发育障碍；女孩则出现性早熟或月经异常，导致其成年后的性功能障碍和生殖无能。

由此可见，儿童肥胖必须引起高度重视。建议父母带肥胖的孩子做一个基因突变筛查以明确肥胖的原因，试图从基因水平解释发病原因，为合理治疗提供有效依据。同时一定要定期检测激素水平、第二性征、甲状腺功能、血糖、血压、血脂及胰岛功能，结合以上检查来明确诊断。平时要增加体育锻炼，饮食上荤素搭配，少油少盐，减慢用餐速度，多食粗纤维食品，保证充足的睡眠，建立良好的生活方式。

糖尿病治疗应强调个体化

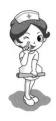

韩女士：我5年前诊断为糖尿病，最近就诊时医生说我胰岛功能比较差，需要打胰岛素。我现在才四十多岁，别人六十多岁还在吃药，为什么我就要打胰岛素了？糖尿病的治疗方案因人而异吗？

糖尿病是一种常见的、由多基因和环境因素共同作用引起的代谢性疾病，以胰岛素分泌缺乏或外周组织对胰岛素反应不足而引起高血糖为主要特征。其患病率正随着人口老龄化、生活方式的改变而迅速增加，且2型糖尿病的发病趋向低龄化。

目前强调早期、长期、综合治疗的原则，其中药物治疗主要包括胰岛素和口服降糖药。对降糖药物反应的个体差异普遍存在，其发生机制与遗传、性别、年龄、身高、体重、生活饮食习惯、合理用药、疾病状态等多种因素有关，其中最主要的是遗传因素。任何影响药物动力学和药效学基因的遗传变异，都可能对药物代谢和药物疗效的个体差异产生影响。然而，关于糖尿病治疗药物的遗传检查还未在临床开展，通过遗传检测手段评估糖尿病患者的用药方案还很难做到。

最新的糖尿病治疗临床实践指南强调为解决糖尿病的并发症及糖尿病本身的症状，应对糖尿病患者进行个体化的综合治疗。目前糖尿病患者血糖达标的标准是：糖化血红蛋白（HbA1c）＜7％。为了使每位糖尿病患者的治疗都能达标，应当考虑到在临床工作中，遇到的每位患者均不相同，都有自身的临床表现和特点，比如病程、体质指数（BMI）、血糖水平、胰岛功能、血压、血脂、肝肾功能，以及生活习惯（包括吸烟、饮酒），是否有并发症的发生，是否有糖尿病家族史等，在制定治疗方案时要兼顾上述几方面因素，特别是体质指数、血糖水平、胰岛功能、肝肾功能以及并发症的情况，胰岛素抵抗和代谢综合征的情况，这些因素在决定治疗方案时起着重要作用，抓主要矛盾和症结所在，制定出个体化的、切实可行的、科学的治疗方案，并监测临床效果，使血糖全面达标，同时相关的血压、血脂和体重达标。

在严格控制血糖，全面达标的目标下，我们还要强调生活方式的干预，在

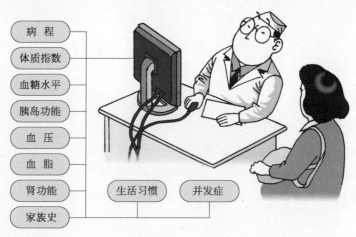

糖尿病的治疗方案中,饮食控制和运动锻炼是治疗的前提和基础,如果撇开这两项前提,再有效的药物也无济于事。

糖尿病的治疗是综合性的治疗,当患者出现大血管(心、脑血管)和微血管(眼、肾)的并发症时,还需与相关学科的医生共同研究治疗方案。糖尿病的治疗是长期的过程,患者必须树立与疾病长期做斗争的信心和决心,同时要做细致的监测血糖的工作,给医生提供调整治疗的第一手资料,还要接受糖尿病科普教育,学习糖尿病自我防治和护理的基本知识。只有医患密切配合,才能使糖尿病的治疗全面达标,从而降低糖尿病并发症的发生和发展,降低医疗开支,使糖尿病患者和正常人一样延年益寿。

为糖尿病做基因测序靠谱吗

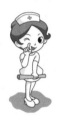

陈先生:我一个高中同学是"海归",最近在北京中关村开了一家公司,给顾客提供一种特殊的体检叫"基因测序",还说我是糖尿病患者,也应该测一下,看看适合用哪些药。这件事听上去挺玄的,靠谱吗?

基因测序简单地说就是通过高科技的检测手段来破译人体细胞中的"生命密码"。这种所谓的"生命密码"就是组织细胞中的脱氧核糖核酸(即DNA)包含的腺嘌呤(A)、胸腺嘧啶(T)、胞嘧啶(C)、鸟嘌呤(G)四种碱基序列信息。在特定情况下,这些碱基排列方式发生错位会出现"错误"基因,此种改变不同程度地提示与某些疾病的发生相关,甚至是导致某些疾病的"终极祸因"。

基因测序具体而言是将采集到的人类血液、组织、体液等样本利用特定的技术进行体外检测,解读DNA上碱基的排列方式,从而预测个体患某种疾病的风险,提前采取预防治疗措施,被誉为防治遗传病最好的技术。"果迷"

心中的偶像史蒂夫·乔布斯患癌时，就曾接受过基因测序。美国著名影星安吉丽娜·朱莉，也曾接受过基因测序，她得知自己携带一种"错误"基因——BRCA1，极度提示与乳腺癌和卵巢癌有较高的相关风险，遂毅然选择做了预防性双侧乳腺切除手术，以降低患乳腺癌的风险，进而又再次手术切除了卵巢和输卵管。

朱莉的做法是否太极端，如何权衡利弊，已引起了广泛的关注和争议，但基因测序已然成为时下的热门话题。随着设备的不断更新和检测技术的日趋成熟，只需采集几毫升的血液或唾液就能预测肿瘤、白血病等疾病的风险不再是"纸上谈兵"。对于2型糖尿病来说，通过基因测序，可以使那些原先并不知道自己处于2型糖尿病易感状态的人获知自己对2型糖尿病的易感性。换句话说，就是提前认识到未来2型糖尿病更容易"降临"在自己身上，从而对自己的健康状况加以关注，提前有针对性地采取预防措施。例如听取医生建议，改善饮食和生活方式，定期体检，及时发现症状，早期治疗等，将潜在的危害降到最低程度。这不仅有益于个人的身体健康，从长远来看，还有助于节约有限的医疗资源。

基因测序带给我们的远不止于这些，它还可以帮助我们"锁定"新的病变基因或序列，而这些可能是传统研究方法的"漏网之鱼"，为探秘2型糖尿病是如何悄无声息地"潜伏"身边，然后渐渐"浮出水面"，接着长期与我们"抗衡"的过程提供了研究新思路，对2型糖尿病的个体化治疗也是大有裨益的。

尽管因为目前的人力、物力、财力有限，以及涉及隐私保护和社会伦理等

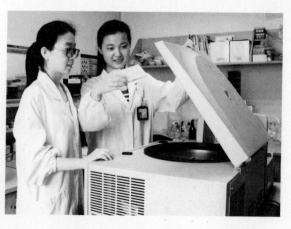

众多原因，还不能对所有人进行基因测序，使大家都能掌握自己的遗传密码信息，基因测序仍然是一项孕育无限潜力的技术，在未来的发展道路，有望为2型糖尿病高风险人群预防以及2型糖尿病患者个体化治疗带来福音。

同药异效原因何在

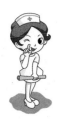

屠阿姨：我最近血糖比较高，朋友推荐我用吡格列酮，她吃了后效果很好，可是我吃了一个月，一点反应都没有。为什么同样是血糖高，吃同一种降糖药，有的人吃了效果很好，而我吃了效果不好？

不同的患者对于药物的反应存在个体间差异，所以服用相同种类相同剂量的降糖药，疗效不尽相同，有人服药之后效果好，而有人服用该药之后血糖却控制不佳。这种差异受很多种因素的影响，包括患者的年龄、性别、疾病病程、疾病的严重程度、肝肾功能及药物间的相互作用等。每个患者所受影响因素都可能有所不同，因此，服药后的效果就存在差异。

除此之外，患者的遗传背景即携带的基因也能够显著影响患者服用降糖药的疗效。药物进入体内后，会经过吸收、转运，作用于特定靶点而发生药物效应，最后经肝脏或者肾脏代谢之后排出体外。因此，一些参与以上过程的基因，也就是与药物代谢、药物转运及药物作用靶点相关的基因就可能影响患者服用药物的疗效。

在人群中，不同的个体可能携带不同的基因型，因此携带不同基因型的个体服用药物之后的疗效就会存在差异。举个例子来说，A 基因是某药物作用靶点相关的基因，这个基因能够影响药物进入体内之后发生作用的过程。不同的个体在该基因某位点上可能带有不同的基因型：甲在该位点上带有的基因型是比较敏感的 AA，乙带有的则是比较迟钝的 aa。由于 A 基因影响药物发挥作用，那么不同基因型的患者即使服用相同剂量的降糖药，药物在体内所发挥的作用也不尽相同，从而对于药物的反应就可能会存在差异。AA基因型的患者可能使药物与作用靶点的结合更加有效，所以这个患者服用药物之后的效果就比较显著；相反，aa 基因型的患者体内药物与作用靶点的结果不如 AA 基因型有效，因此该患者服用药物之后的效果则不佳。

糖尿病的诊治

123

总之，患者服用降糖药的疗效受以上多种因素的影响，即使不同患者的血糖水平相似，服用相同种类相同剂量的药物，当以上一些其他因素不同时，所产生的疗效也是不同的。

一吃药就容易低血糖的原因

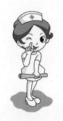

老廖：我不吃药血糖高，一吃药就容易低血糖，现在用瑞格列奈，医生说这是速效降糖药，发生低血糖的概率很低，可我依然时不时出现低血糖。为什么吃同一种降糖药，剂量也相同，人家没事，而我会经常发生低血糖？

患者服用降糖药物之后出现低血糖反应主要与降糖药在体内的浓度有关。当服用降糖药剂量过大或者降糖药在体内的代谢较慢时，就会引起患者血液中的药物浓度过高，容易产生低血糖反应。

然而，不同的患者服用相同的药物之后产生的反应是存在差异的，这种差异受很多因素的影响。比如患者年龄、性别、病程、疾病的严重程度、肝肾功能及药物间的相互作用。举例来说，药物进入体内之后大部分是通过肝脏或者肾脏来代谢的。因此，患者的肝功能及肾功能就能够影响患者体内的药物浓度，因此所获得的药物疗效和发生副反应的概率就不尽相同。再比如，一些患者会同时服用多种药物，而有些药物在体内是能够相互作用、相互影响的。所以，当患者服用多种药物的时候，一种药物在体内的作用会受到其他药物的影响。

除此之外，患者的遗传背景（即携带的基因）也会对药物在体内的代谢产生影响。大部分的降糖药都是通过口服进入人体内，然后经过转运和吸收等过程进入血液中，被运输到靶器官发挥相应的作用。与此同时，药物也会被运送到肝脏或者肾脏中，被代谢之后排出体外。因此这个过程中相关的一些基因，比如与药物转运、代谢及发挥作用有关的基因就能够影响药物的代谢过程。不同的个体在同一个基因的位置上携带的基因型可能是不同的。举例来说，A 基因是一个影响药物代谢的基因。甲患者在 A 基因上携带的基因型是 AA，乙患者携带的基因型是 aa。携带不同的基因型会对药物的代谢产生影响，AA 基因型的人药物的代谢较快，aa 基因型的人药物的代谢则比较慢。因此，当甲乙两个患者服用相同种类相同剂量的药物时，其实两个人体内的药物浓度是不一样的，甲患者药物代谢较快，体内的药物浓度则较低，而乙患者药物代谢较慢，则体内的药物浓度较高。那么即使服用相同药物相同剂量，甲患者没有出现低血糖反应，而相同条件下，乙患者则较易出现低血糖反应。

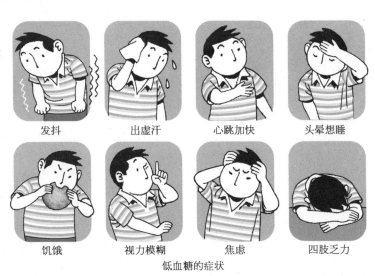

| 发抖 | 出虚汗 | 心跳加快 | 头晕想睡 |
| 饥饿 | 视力模糊 | 焦虑 | 四肢乏力 |

低血糖的症状

拉走糖尿病的"五驾马车"

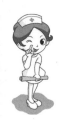

方女士：我患糖尿病已经快十年了，一直担心儿子也会生糖尿病，书上说 2 型糖尿病是多基因遗传疾病，是不是说明无论饮食、锻炼以及药物都不能逆转 2 型糖尿病的发生和进展？

作为一个"甜蜜杀手"，糖尿病近年来在世界范围内大肆流行，并发症发生率及死亡率不断攀升，严重威胁患者的身体健康。和众多疾病一样，这位"健康杀手"也带着几分"先天"的气质，该病的发生有不少"先天注定"的因素，目前研究已经发现一些"错误"基因确实是糖尿病发生发展的"罪魁祸首"或者"助推力"。但从某种程度上来说，尤其对 2 型糖尿病（常见于中老年人，肥胖人群多发生，与代谢相关）也不是完全的"防不胜防"，"后天努力"对 2 型糖尿病的预防和控制可以起很大的作用。而这些"后天努力"的内容包括了饮食控制、运动锻炼、健康教育、药物治疗、血糖监测这"五匹驾辕之马"。

糖尿病预防与控制的"五驾马车"对控制 2 型糖尿病者血糖的帮助是确确实实的。例如一些新诊断的肥胖的 2 型糖尿病患者，如果接受医生建议而改变饮食习惯，辅以适度锻炼减重，血糖水平可以恢复到从前的正常水平。或者某些使用胰岛素控制血糖不平稳的患者，采用自我血糖监测后适时调整胰岛素用量，完全可以安全有效降糖，改善 2 型糖尿病的预后。所以，这"五驾马车"是预防 2 型糖尿病和控制血糖的基础，可以帮助 2 型糖尿病患者将血糖控制在适度水平，将 2 型糖尿病的危害降到最低，使他们和健康人一样正常地工作和生活。至于遗传因素在 2 型糖尿病发生发展中的作用以及遗传与环境交互影响的研究，其成果的应用和转化可以降低高危人群 2 型糖尿病的发生风险，有利于让"五驾马车"更好地发挥为 2 型糖尿病者工作和生活保驾护航的作用。

既然这些"后天努力"对 2 型糖尿病的作用确切而显著，我们就应该坚定而科学地执行，让糖尿病预防与控制的"五驾马车"，跑得更快更稳当，远离糖尿病和各种并发症带来的痛苦与烦恼。

糖尿病饮食的小秘密

　　现代医学主张糖尿病治疗应采取综合治疗,治疗手段上提倡多管齐下。大多数糖尿病患者误认为药物是糖尿病治疗的全部,其实,糖尿病管理提倡"五驾马车",即饮食治疗、药物治疗、运动、教育和自我监测,其中饮食治疗是驾辕马之一。糖尿病是一种强调患者自我管理的慢性疾病,控制饮食则是糖尿病患者日常生活的重中之重,饮食治疗对任何类型的糖尿病都是最行之有效的、最基本的治疗措施。经过饮食控制和调节,对于轻型患者,通常不需服药或少量服药,血糖、尿糖即可恢复正常;对于中重型患者,可以减少用药,促使病情稳定,减轻或预防并发症的发生。但是既要满足机体对各种营养物质的需求,又不能增加机体的负荷,如何把握好这个"度"相信是每个糖友最为关注的。很多患者因控制饮食而走上另一个极端,对于每种食品都持有怀疑,或者每天面对三餐都产生选择障碍,进退两难。如何避免这些不必要的纠结,儿童处于生长期,如何在血糖控制和身体发育之间科学平衡饮食,如何纠正延续大半辈子的不良烹调习惯,这些都是很多糖尿病患者应掌握的"驾辕"技巧。在本节中,这些饮食治疗的小秘密都将被一一剖析。

"管住嘴"有窍门

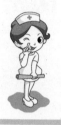

李大妈：去医院看病，医生说得最多的就是"管住嘴，迈开腿"。"迈开腿"好理解，"管住嘴"是指要少吃吗？

"管住嘴，迈开腿"是对糖尿病医学营养治疗的精辟概括总结。医学营养治疗是糖尿病综合治疗的基础，也是降低医疗费用、提高治疗效率至关重要的环节。"迈开腿"是指糖尿病的运动治疗，形象生动，简单易行。"管住嘴"是指糖尿病的饮食治疗，言简意赅，含义深刻。"管住嘴"强调糖尿病的饮食需要科学的管理。科学合理"管住嘴"，不但有助于糖尿病患者控制好血糖，减少降糖药物的使用，预防和延缓并发症的发生，还可以提高患者的生活质量，达到"吃饱吃好，血糖平稳"的理想境界。虽然"管住嘴"是一个难度不小的技术活儿，稍有不慎，就会走入误区。但是"管住嘴"还是有章可循的，它的核心内容是"营养均衡，热能适中"。

"管住嘴"，需讲究营养平衡

所谓营养均衡，是指糖尿病饮食要遵循"平衡膳食"的原则。平衡膳食是中国营养学会对科学饮食的具体推荐和指导，平衡膳食的主旨是食物多样化和合理搭配。这一看似简单的道理却被众多糖尿病患者所忽视。

按照平衡膳食的要求，每日的饮食应包括五大类：第一类为谷类、薯类、杂豆类，主要提供碳水化合物、膳食纤维、蛋白质和 B 族维生素，也是我国一般膳食主要热能和蛋白质的来源；第二类为动物性食品，包括肉、禽、蛋、奶、鱼等,主要提供蛋白质、脂肪、矿物质、维生素 A 和 B 族维生素;第三类为大豆及豆制品,主要提供蛋白质、脂肪、膳食纤维、矿物质和 B 族维生素;第四类为蔬菜、水果,主要提供矿物质、维生素 C、胡萝卜素和膳食纤维;第五类为纯热能食物,包括动植物油脂、食用糖和白酒、淀粉等,主要提供热能。

人类的食物是多种多样的。各种食物所含的营养成分不完全相同,每种食物都至少可提供一种营养物质。除母乳之外,自然界中没有任何一种食物能够提供人体健康所需的各种营养素,即便是母乳也只能满足婴儿一段时期内的营养需求。因此,食物多样化是平衡膳食的基本保证。

不但每天的饮食要讲究平衡,每餐的饮食也应符合平衡膳食的理论。很多糖尿病患者十分重视中餐和晚餐的饮食平衡,却往往忽视早餐的饮食平衡。早餐的饮食往往是主食＋蛋奶的组合形式,缺少蔬菜。如果花点时间、花些心思,在早餐中加一两样佐餐的小菜,例如焯拌、炝拌的蔬菜,或者蘸酱、油醋汁等的生菜,以及拌海带、黑木耳,等等。在早餐中加一些蔬菜,不但丰富了早餐的营养,还有助于降低早餐混合膳食的血糖生成指数,有利于平稳早餐后血糖的升高。

"管住嘴",需讲究热能适中

合理控制总热能,是糖尿病医学营养治疗的基本原则。合理控制总热能的目的是为了使糖尿病患者达到或保持理想体重。正常情况下,肥胖的发生与长期热能的摄入超过热能的消耗有关,而营养不良的发生则与长期热能的摄入低于热能的消耗有关。对于糖尿病患者而言,若长期血糖控制不佳,则也会因尿糖丢失过多而导致体重下降。超重和肥胖会导致胰岛素抵抗,增加了血糖控制的难度。若肥胖的体型为中心型(腹型)肥胖,则其他代谢性问题如高血压、高血脂、高尿酸血症、脂肪肝等的发生风险也大大增加。因此,对于超重和肥胖的糖尿病患者,营养治疗的目标是控制总热能的供给,以降低体重,达到理想体重范围。但是,对于消瘦的糖尿病患者饮食总热能控制不宜太严。

国际上最新报道的一项大型流行病学研究结果证实,体重过轻的糖尿病患者的死亡风险是体重在正常范围内患者的 2 倍,因此,对于体重偏轻未达到理想体重的患者,营养治疗的原则是增加总热能以及蛋白质供给,促进其达到能量的正平衡,促进体重的增长,纠正营养不良。

采用大家所熟知的体质指数(BMI)即可简单判断自己的体重是否在正常范围内。对于中国人来说,若 BMI 在 18.5～23.9,则体重属于正常范围;若 BMI≥24 为超重,≥28 为肥胖;若 BMI<18.5 则可判断为营养不良。除了体重之外,对于肥胖类型的判断,腰围也是一个非常简单易行的指标。若男性腰围超过 90 厘米(2.7 尺),女性腰围超过 85 厘米(2.55 尺)则可判断为中心型肥胖。当前对于体重以及营养状况的判断采用人体成分分析仪可以得到更为客观准确的判断。

"管住嘴",主食需定量

主食是指以提供碳水化合物为主的食物,通常是指谷薯类食物。主食是我们中国传统膳食结构中热能的主要来源,占一日总热能的 55%～65%。富含碳水化合物的主食摄入人体之后在消化酶的作用下,逐步分解成葡萄糖释放入血,是餐后血糖的主要来源。因此,对餐后血糖影响最关键的因素就是摄入食物中的碳水化合物。其次,还需要考虑不同种类的主食或搭配所引起的餐后血糖也不同。

糖尿病患者全天总热能的确定需要个体化,要综合考虑患者的年龄、性别、身高、体重、生理状况以及体力活动强度和是否有合并症等因素。碳水化合物所提供的热能可适当低于正常人群,占全天总热能的 55%左右。具体到每一位患者全天主食的摄入量可以采用营养软件由专业的营养师进行定量计算。

主食的选择可参考食物的血糖生成指数(GI),在摄入含有等量碳水化合物的前提下,GI 高的食物摄入后快速吸收,血糖升高较快,升高的幅度也高;GI 低的食物摄入后吸收缓慢,餐后血糖升高幅度也相对低平。影响食物 GI 值的因素很多,主要因素包括碳水化合物的类型以及膳食纤维的含量。粗杂粮膳食纤维含量高,GI 较低,因此,糖尿病患者的饮食中可适当增加一些粗杂粮,如杂粮米饭、杂粮面条、杂粮馒头、全麦面包、麸皮面包等,也可以采用一部分薯类如土豆、山药、芋艿等代替一部分主食。但是,粗杂粮也不宜多吃,占每餐主食量的 1/3 左右为宜。一些有慢性胃炎、消化性溃疡的患者则不宜吃粗杂粮。

有一些食物虽然不是主食,但是淀粉含量高,也应与主食相交换。例如,赤豆、绿豆、蚕豆、豌豆、莲子、栗子等淀粉含量非常高,应视为主食。但是,这些粗杂粮虽然淀粉含量高,同时膳食纤维的含量也很高,GI 相对较低,可以作为加餐或者替换掉一部分主食,有利于餐后血糖的控制。

由于富含支链淀粉的糯米 GI 较高,同时,糯米制品往往被制作成甜食,等于糖上加糖,因此,糖尿病患者应减少吃糯米以及糯米制品的频率和次数。

糖尿病患者的营养厨房

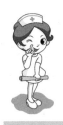

王老伯:得病后,医生反复强调控制饮食,科学烹饪,要我纠正每天"汏汏烧烧"中不正确的地方。纳闷了,几十年掌勺的日积月累,哪儿不对了呀?

这是很多糖尿病患者共同的困境,今天我们共同营造一个糖尿病患者的营养厨房,让您在爽口饮食中获得健康。

烹饪方式

糖尿病患者的饮食除了饮食种类和摄入量的控制很重要外,烹饪方法也需要认真选择,有的食物可能会因为烹饪方法不同而增加很多热能。糖尿病患者饮食应该以少油、清淡、低糖、易消化为主。以下几种烹饪方法值得推荐。

(1)汆:将小型原料置于开水中快速致熟的烹调方法,多用于制作汤菜。汆法有两种形式:一种是先将汤和水用火煮,再投菜料下锅,加以调味,不勾芡,水一开即起锅,如"汆丸子"。另一种是先将原料用沸水烫熟后捞出,放在盛器中,再将已调好味的、滚开的鲜汤倒入盛器内一烫即成。这种汆法称汤爆或水爆,如"三片汤"。

汆的特点:汤多清鲜,吃口脆嫩。

（2）蒸：蒸是以蒸汽为传导加热的烹调方法，使用比较普遍。它不仅用于蒸菜肴（如蒸茄子、清蒸鱼），还可用于原料的初步加工和菜肴的保温回笼等。

蒸的特点：原汁原味、嫩香可口。

（3）熬：将小型原料加汤水或调味品（葱、姜、料酒）用火慢煮致熟的烹调方法。原料可用蔬菜、豆腐、米类、豆类及动物类食物，最好将其切成片、块、丁、丝、条等形状，便于熟透入味，如白菜熬豆腐。

熬菜特点：操作简单，原料酥烂，有汤有菜。

（4）煮：指将食物在开水中煮熟的烹调方法，如煮牛肉、煮鸡等。

煮菜特点：有汤有菜，口味清鲜，不勾芡，汤汁多。

（5）炖：炖是将原料加水，大火烧开后改用小火，加热至原料酥而汤汁醇厚的一种烹调方法，如清炖牛肉、清炖母鸡等。

炖菜特点：味道醇厚、鲜香、可口。

（6）拌：拌菜是用调料直接调制原料成菜的烹调方法。一般是将生料或熟料（多为动物性食品）切成较小的块、丝、条、片等形状。拌菜的调味品，主要是酱油、醋、香油、虾油、芝麻酱等，以个人口味而定。常见的拌菜有凉拌黄瓜、凉拌粉皮等。

拌菜特点：营养丰富，口感鲜嫩，清凉爽口。

（7）炒：炒是一种用少油旺火翻炒原料成菜的烹调方法。适用于各类烹调原料，原料要求加工成片、块、丁、丝、条状，以利原料快速炒熟。注意炒制时油量要少，如干煸扁豆、清炒虾仁等。

炒菜特点：软嫩适宜，咸香适口。

余、炖、蒸、拌等烹调方法，一般用油量较少，有的可完全不用油，同样能使食物味道鲜美。例如，清蒸鱼，仅放少许油即可，即使不放油也不影响其味道。凉拌海带、黄瓜等，只要把其他调料配好，不放油或仅滴几滴香油即可。

尽量少用煎、炸、红烧、爆炒等耗油多的方法，也不宜采用糖醋、糖渍、拔丝和盐腌、盐浸等方法。

食用油的选择

通常我们食用的脂肪食物可分两大类，一类是动物性脂肪，如烹调用的牛油、猪油、羊油等,还有肉、乳、蛋中的脂肪,这类脂肪除鱼油外,含饱和脂肪酸多,可使血清胆固醇升高。

另一类是植物油,包括橄榄油、花生油、豆油、芝麻油、菜籽油、玉米油等,植物油除椰子油和棕榈油外,含不饱和脂肪酸多,有降低血清胆固醇的作用。因此糖尿病患者宜食植物油,少食动物脂肪,尽量用植物油取代动物脂肪。

既然植物油能降低血清胆固醇,是不是吃得越多就越好呢? 不是。若大量无限制地食用植物油,会越吃越胖,使糖尿病难以控制。糖尿病饮食中每日的烹调用油一般控制在少于 25 克为宜。

调味料的控制

在糖尿病饮食中,对用于烹调食物的调料如盐、味精、酱料、糖等的用量是有严格限制的,许多病友由于不懂得灵活运用烹调技巧,即使严格控制了主食,这些调料的使用却很难控制到位。其实即便对常人来说,饮食口味过重,也会对身体不利,传统中医很早就总结出"淡食最补人"这样的饮食格言。

具体到糖尿病患者身上,在烹调时不宜使用砂糖,可以选用醇类糖、阿斯巴甜等甜味剂,也可使用果糖。由于阿斯巴甜在高温烹调时会分解,所以需等菜肴稍冷却后加入。

严格限制食盐用量,一般情况下,每天食盐摄入量应少于 7 克,若已有高血压,则应少于 5 克。

糖尿病患者饮食技巧还有很多,只要病友们多学习糖尿病饮食治疗知识,在生活中用心体会,相信每个人都能找到适合自己的饮食治疗窍门,建好属于自己的营养厨房。

巧吃水果不纠结

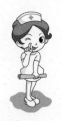

乔先生:自从得了糖尿病,生活质量直线下降,对着琳琅满目的时令水果只有望洋兴叹的份。昨天去医院听课,营养师说糖尿病患者只要遵循原则可以吃水果。不听不知道,原来小小水果大有讲究,我也可以享受水果的诸多益处。

随着栽培技术的提高和物流业的发展,如今一年四季都能吃上缤纷多彩的时令瓜果,面对这美味的水果,很多患有糖尿病的朋友难免有诸多的疑问,能不能吃? 怎样吃? 小小水果也有大学问呢,今天我们不妨一起来看看,糖尿病患者应该如何应对这瓜果盛宴。

焦点一:该对水果亮起红灯吗

新鲜的时令水果总是令人馋涎欲滴。然而很多糖尿病患者却只敢望梅止渴,始终与水果保持距离。其实,新鲜水果美味可口,含有对人体有益的维生素C、无机盐、水和纤维素等,对满足人体所需营养,防止动脉硬化、视网膜病变、便秘等有一定好处,糖尿病患者对水果一律"退避三舍"是不适宜的。糖尿病患者可以吃水果,关键是要根据自身的病情科学合理选用水果。

的确,水果中含糖,包括果糖、葡萄糖和蔗糖。所以随意、没分寸地吃,有可能造成血糖升高或肥胖等,但不分青红皂白地与水果"划清界限"却也有失偏颇。

水果中的糖大部分都是果糖,果糖在代谢时不需要胰岛素参与,它对血糖的影响不大,不会对糖尿病患者有太大的影响。水果富含果胶,果胶可以延长胃排空的时间和食物在小肠中停留的时间,阻止食物向消化道黏膜扩散,延缓葡萄糖的吸收,有利于餐后血糖的下降;它还能与胆盐结合,使胆盐排出增加,降低胆固醇;还可刺激肠蠕动,有助于粪便排出,缓解便秘。水果富含维生素、无机盐和微量元素,可以说,水果是人们生活中不可缺少的健康食品,也是糖尿病患者食谱上的重要一员,很多糖尿病患者都会因缺乏水果提供的维生素、无机盐、矿物质而引起身体不适,甚至加重病情。

由此可见,水果并非碰不得,学会安全地吃水果,会让您在一饱口福之余也能享受健康。

焦点二：如何安全吃水果

(1) 血糖稳定是关键:一般说来,空腹血糖 7.8 毫摩/升(mmol/L)、餐后 2 小时血糖在 10 毫摩/升、糖化血红蛋白 7.5% 以下,病情稳定,并且不经常出现血糖较大波动的患者,可以选用含糖量低、味道酸甜的水果。而对于一些血糖高、病情不稳定的患者只能选用含糖量在 5% 以下的蔬菜、水果,像草莓、西红柿、黄瓜等。

(2) 水果选择有讲究:水果的恰当选择非常重要,选择对路,既有益身体健康,又不至于引起血糖升高。吃水果时要监测尿糖和血糖,血糖控制满意时,可选择含糖量低的水果去吃,否则尽量少吃或暂时不吃水果。最好的办法是吃水果前和吃水果后 2 小时检测尿糖或血糖,这样做有助于了解自己能不能吃这种水果以及吃多少。比如当空腹血糖超过 8 毫摩/升时,只能选吃含糖量 2% 左右的黄瓜、西红柿等。当空腹血糖低于 6.5 毫摩/升时,可选吃含糖 4%~8% 的草莓、香瓜、樱桃、葡萄等水果,亦可吃少量菠萝、苹果、梨、橘子等。一般情况下,可按下述选用。

推荐选用:每 100 克水果中含糖量少于 10 克的水果,包括青瓜、西瓜、橙子、柚子、柠檬、桃子、李子、杏、枇杷、菠萝、草莓、樱桃等。此类水果每 100 克可提供 20~40 千卡的能量。

慎重选用:每 100 克水果中含糖量为 11~20 克的水果,包括香蕉、甜瓜、橘子、苹果、梨、荔枝、芒果等。此类水果每 100 克可提供 50~90 千卡能量。

不宜选用：每 100 克水果中含糖量高于 20 克的水果,包括红枣、红果,特别是干枣、蜜枣、葡萄干、桂圆等干果。含糖量特别高的新鲜水果,如红富士苹果、柿子、莱阳梨、肥城桃、哈密瓜、玫瑰香葡萄、冬枣、黄桃等也不宜食用。此类水果每 100 克提供的能量超过 100 千卡。

(3) 算能量,限总量：水果是糖尿病食谱的一部分。每 100 克新鲜水果产生的能量为 20～100 千卡。严格地讲,每天每个患者适宜吃多少水果都应该由营养师进行计算。但是一般情况下,血糖控制稳定的患者,每天可以吃150 克左右含糖量低的新鲜水果。如果每天吃新鲜水果的量达到 200～250克,就要从全天的主食中减掉 25 克(半两),以免全天总热能超标。

(4) 选对时间吃水果：吃水果的时间最好选在两餐之间、饥饿时或者体力活动之后,作为能量和营养素补充。通常可选在上午 9 点半左右,下午 3 点半左右,或者睡前 1 小时。不提倡餐前或饭后立即吃水果,避免一次性摄入过多的碳水化合物,致使餐后血糖过高,加重胰腺的负担。

(5) 检测血糖不可省：每个人的具体情况不同,每种水果对血糖的作用也不一样。家中有血糖仪的患者如果在吃水果之前,以及吃水果后 2 小时测一下血糖或尿糖,对了解自己能否吃此种水果,吃得是否过量,是很有帮助的。

焦点三：水果应该如何吃

水果的吃法有很多种,鲜吃、榨汁,甚至煮熟食用,那么怎样吃水果才是最安全、最健康的呢？营养专家推荐,鲜吃水果最营养。

果汁只有溶液,而水果的纤维素是人体需要摄取的有用物质,纤维素对于预防和减少糖尿病的发生有一定功效,一些食物纤维可以直接影响血糖水平,有的糖尿病患者进食有纤维性的水果可以减少对药物的依赖。此外,不溶性纤维具有刺激肠道蠕动和促进排便的作用,这对老年人尤为重要。老年人的胃肠功能普遍下降,肠蠕动缓慢,肠内乳酸菌减少,因而应保持进食适量的膳食纤维,特别是粗纤维,这是治疗便秘、预防肠道疾病必不可少的保健措施。

另外,建议不要煮熟水果吃,也不要挑熟透了的吃。偏生的、青的水果利于血糖控制。例如熟香蕉和青香蕉差别很大,建议吃青香蕉。

有了上面的小知识，相信您能在瓜果飘香的季节，既饱口福，又享健康。

颇有争议的豆制品

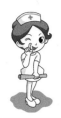

　　李先生：有些糖友说豆制品不能吃，会加重肾脏负担，而且又增加痛风可能；又有一些人说豆制品能量密度低特别适合加餐。听着都有道理，我到底可不可以吃豆制品？

　　对于糖尿病患者而言，控制饮食是重中之重，既要满足机体对各种营养物质的需求，又不能增加机体的负荷。如何把握好这个"度"相信是每个患者最为关注的。很多患者因控制饮食而走上另一个极端，对于每种食品都持有怀疑，例如这里要说的"豆制品"就是争论的焦点之一。

豆制品的营养价值

　　豆类及其制品作为我国的传统食品已有两千多年的历史，自古就有"每天吃豆三钱，何需服药连年""粗茶淡饭，青菜豆腐保平安"等民间养生谚语。大豆及其制品不仅味美，营养价值也很高，素有"植物肉"之称。

　　大豆蛋白质含量为 35%～40%，除蛋氨酸外，其余必需氨基酸的组成和比例与动物蛋白相似，而且富含谷类蛋白缺乏的赖氨酸，与米、面搭配，可相互弥补氨基酸的不足，起到蛋白质互补的作用。大豆中脂肪含量为 15%～20%，其中不饱和脂肪酸占 85%，亚油酸高达 50%，且消化率高，还含有较多磷脂，可预防动脉粥样硬化，降血脂。大豆含有丰富的磷、铁、钙，每 100 克大豆分别含有磷 571 毫克，铁 11 毫克和钙 367 毫克，明显多于谷类。大豆中维生素 B_1、维生素 B_2 和烟酸等 B 族维生素含量也较谷类高，并含有一定数量的胡萝卜素和丰富的维生素 E。此外，大豆还含有多种有益于健康的成分，如大豆皂苷、大豆异黄酮、植物固醇、大豆低聚糖等。有研究表明，豆制品的作用

137

包括：健脑、降压、调脂、防治便秘、防癌、抗氧化、延缓衰老、预防骨质疏松、减轻更年期症状等。

糖尿病患者能吃豆制品吗

大豆及其制品拥有如此丰富的营养价值，它们到底该不该被列入糖尿病患者的健康食谱呢？首先，我们要明确的是：对于糖尿病患者来说，豆类及其制品是一种很好的食物选择。豆类及其制品的血糖生成指数均较低，仅为20～30。大豆含有丰富的膳食纤维，特别是豆皮，食用含纤维的豆类食品可以延缓糖的吸收，降低餐后血糖，明显降低血清胆固醇，降血脂，改善大肠功能，通便，增加饱腹感。糖尿病患者的膳食纤维摄入量以每日30克左右为宜，摄入过多会引起胃肠道不适反应。糖尿病患者容易并发动脉粥样硬化，体内的氧自由基产生增加，会损坏动脉内皮细胞和肾小球微血管、眼晶状体、神经，从而引起动脉硬化、肾脏病变、白内障、周围神经病变等并发症，而豆类及制品中脂肪组成的特点、富含膳食纤维和含有抗氧化的生物活性物质这些因素都对糖尿病患者有益。

当然，我们要强调的一点是，糖尿病患者可以吃豆制品，并不意味着可以无限量地敞开食用，仍要把握一个量的问题，糖尿病患者如果每天吃黄豆制品在100克以上，或者吃豆腐在200克以上，就要适当减少主食的量了。

怎样把握豆制品的摄入量

中国居民膳食指南建议每天摄入蛋白质占总热能的15%左右。糖尿病患者应增加优质蛋白质摄入的比例，如动物蛋白质量好、易消化；植物蛋白中，大豆的蛋白质含量最高，加工成豆制品后可大大提高其消化率。坚果类食物蛋白质含量也较丰富，谷物类食物中含有7%～9%的蛋白质。动物蛋白在给人体提供大量蛋白质的同时，也会使我们摄入过多的饱和脂肪酸和胆固醇；而植物蛋白如豆类，尽管蛋白质含量低于动物蛋白，但几乎不含胆固醇，而且含有大量膳食纤维，适宜于糖尿病患者食用。

大豆及其制品营养丰富，且具有多种健康功效，尤其对老年人和心血管病患者是一类很好的食物，建议每天摄入25克（半两）左右大豆或相当蛋白质含量的豆制品。以所提供的蛋白质计，25克大豆约提供蛋白质8克，分别相当于 100 克豆腐,50 克豆腐干、20 克腐竹、400～450 克豆腐脑、450～500 克豆浆。

怎样的豆制品更适合糖尿病患者

豆制品的种类多种多样,常见的就有豆腐、油豆腐、冻豆腐、豆腐丝、豆腐干、豆腐皮、腐竹、豆浆、豆腐脑、素鸭等。按照加工方式,豆制品可以分为两大类,即发酵性豆制品和非发酵性豆制品。非发酵豆制品有豆浆、豆腐、豆腐干、腐竹等,是指以大豆为原料制成的豆腐,或豆腐再经卤制、炸卤、熏制、干燥的豆制品。发酵豆制品有豆豉、豆瓣酱、腐乳、臭豆腐、豆汁等,是以大豆为主要原料,经微生物发酵而成的豆制品。

对于糖尿病患者来说,经过煎炸过的豆制食品,如素鸭等,因能量较高,不适合大量食用,另外,豆豉、豆瓣酱等发酵豆制品因口味比较重(含盐较多),为防血压升高最好也控制食用量。对于无糖的豆浆、豆腐等都是糖尿病患者的最佳选择。

食用豆制品时的注意事项

食用豆类及制品时还需注意,因其含有血细胞凝集素、大豆皂苷、胰蛋白酶抑制剂、脂肪氧化酶等物质,要充分加热煮熟烧透,以分解破坏这些有害物质。豆类要适量食用,不要过量,如喝豆浆一次不要超过 500 毫升,否则容易造成胃肠不适;注意卫生和保鲜,不要贮存过久,以防因营养丰富致细菌繁殖而变质;不宜用豆浆冲鸡蛋、豆浆加红糖,避免蛋白质被破坏。

食谱举例

(1)黄豆玉米面窝头——最好选用当年的黄豆和玉米各半磨面,用滚水调面,做成窝头。

(2)豆腐馅饺子——以豆油、葱花、姜末、五香粉、食盐(不放酱油)炒出香味后放入豆腐略炒,拌成馅,加味精。饺子面和得偏软些,皮薄馅大,以旺火蒸熟。其味其质甚佳,能润大便,又能降血脂,体重超标型糖尿病患者最宜选食。

菜篮子里的"降糖灵"

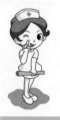

刘伯伯：听说苦瓜有降糖作用,其他食材也有类似作用吗?如果吃着家常菜就能帮着降低血糖,真是不错,就不知是真是假?

饮食治疗对任何类型的糖尿病都是最行之有效的、最基本的治疗措施。经过饮食控制和调节,对于轻型患者,通常不需服药或少量服药,血糖、尿糖即可恢复正常;对于中重型患者,可以减少用药,促使病情稳定,减轻或预防并发症的发生。而且,饮食治疗距离我们并不遥远,我们日常生活的菜篮子中就有许多"降糖能手"。

(1) 空心菜:据测定,空心菜中含有胰岛素样成分,其丰富的纤维素和胰岛素样成分可用于治疗糖尿病。除此之外,空心菜的各种营养成分含量甚至比西红柿都高出许多倍。如维生素 A 高 6 倍,维生素 B_2 高 7 倍,维生素 C 高 2 倍,蛋白质高 4 倍,钙高 12 倍。

(2) 柚子:柚子味甘酸、性寒。柚皮味甘辛苦,性温。二者皆可化痰、消食、下气、快膈,主治咳喘、气郁胸闷、脘腹冷痛、食滞、疝气等。柚子营养丰富,含有大量维生素 C 及钙、铁、磷等营养素。其新鲜果汁中含有胰岛素样成分。

(3) 洋葱:性味辛温,含有刺激胰岛素合成和分泌的物质,对糖尿病有辅助治疗作用,并含有维生素 A、B_1、B_6、C 等,有杀菌作用,能抑制高脂餐引起的血浆胆固醇升高。同时,洋葱还含有与降糖药物甲苯磺丁脲相似的有机物,适于糖尿病合并动脉硬化者食用。洋葱是含有前列腺素 A 的唯一蔬菜,能降低人体外周血管阻力,降低血压,并能增加肾血流量和尿量,促进钠、钾排泄,这对预防糖尿病的肾脏并发症大有帮助。

洋葱 50～100 克,水煎 1～2 分钟后服食,有降血糖作用。但急性传染病者不宜食用;青光眼、白内障患者不宜多食;为了避免营养物质的破坏,炒食时不宜加热时间过久。

（4）苦瓜：性味苦寒，肉质柔嫩，富含多种营养成分，尤其是维生素 C 的含量高居各种瓜类之首。药理研究发现，苦瓜中所含的苦瓜皂苷，有非常明显的降血糖作用，不仅有类似胰岛素样作用，而且还有刺激胰岛素释放的功能，故有植物胰岛素之称。另外它还含有大量的纤维素，可以延缓小肠对糖的吸收而使血糖下降。糖尿病患者可每天饭前服苦瓜粉 10 克，日服 3 次，一年后可见良效。

慢性肠炎患者不宜多食；食用时宜急火快炒、不宜炖煮。

（5）南瓜：苦温无毒，有补中益气功效。其碳水化合物及脂肪含量都不高，含有丰富的果胶，能与人体内多余的胆固醇结合，故常吃南瓜有防止胆固醇过高、预防动脉硬化的功效。南瓜含有较多的铬、镍等微量元素，可降低血糖。南瓜又是高纤维食品，可以延缓小肠对糖的吸收，减轻胰岛细胞的负担，逐渐恢复其分泌功能。据报道，日本北海道夕张村的村民，一年四季都爱用南瓜煮饭做菜吃，几乎没有糖尿病患者。

可将南瓜烘干研粉，每次 5 克，每日 3 次，也可用鲜南瓜 250 克煮熟食用，既充饥又可降低血糖。但每次食用量不要太多，因为南瓜中也含有碳水化合物，如不加控制也会因总热能"超标"而引起血糖升高；南瓜性温，多食容易"上火"，因此，阳盛体质者不宜多食；不要食用放置过久的南瓜。

（6）黄瓜：性味甘凉，甘甜爽脆，具有除热止渴的作用。现代药理研究表明，黄瓜含糖仅 1.6%，是糖尿病患者常用的代食品，并可从中获得维生素 C、胡萝卜素、纤维素和矿物质等。可改善糖代谢，降低血糖。黄瓜中所含的丙醇二酸，能抑制人体内糖类物质转变为脂肪。肥胖型糖尿病合并有高血压者，每天食黄瓜 100 克，大有裨益。

（7）胡萝卜：健脾化滞、养肾壮阳，含胡萝卜素、维生素等多种成分，以及一种无定形黄色成分，人体摄入后，有明显的降血糖作用。

糖尿病患者其血液中会产生大量的自由基，正是这些自由基破坏了人体内胰岛素的活性。而胡萝卜中含有大量的胡萝卜素，可以清除体内的自由基，因此日常饮食中多吃胡萝卜、甘蓝及其他富含胡萝卜素的蔬菜，对预防糖尿病有很大的帮助。

（8）黄鳝：性味甘温，具有补五脏、填精血的作用。现代药理研究表明，黄鳝所含的黄鳝素 A 和 B 两种物质,均有明显降低和调节血糖作用。日本营养学家正是从黄鳝体内提取黄鳝素 A、B,并以它为主要原料制成一种新的降血糖药——糖尿清。

(9) 薏苡仁:性味甘淡微寒,是补肺健脾、利尿除湿的食药两用之品。薏苡仁含蛋白质、维生素 B$_1$ 及多种氨基酸,具有健脾、清热、化湿、止泻、抗利尿作用,而且可降压、降血糖,尤其适用于尿多为主要症状或伴有高血压的糖尿病患者。

(10) 冬瓜:能利尿止渴、解暑热。冬瓜干、麦冬各 30～60 克,黄连 9 克,水煎服,每日 1 次,能止消渴、降血糖。

(11) 韭菜:味辛,性温。入肝、胃、肾经。具有理中行气、散血解毒之功效,适用于高血脂、冠心病、糖尿病患者。

每日用韭菜 150 克,洗净切细,或炒或羹,不放盐。适用于口干舌燥、多饮多食及大便秘结的糖尿病患者。

(12) 芹菜:性味甘寒,能除心下烦热,利小便,下瘀血。有降血糖、降血脂、降血压作用。糖尿病合并高血压的患者可以长期食用。

芹菜 500 克,洗净捣烂取汁,每日分 2 次服完,长期坚持,对糖尿病有疗效。

(13) 山药:有健脾养胃、固精补肺等功效,可用于治疗咳嗽、腹泻、虚劳、滑精、糖尿病等症。黄芪 30 克煎汤 300 毫升,去渣,加入山药粉 60 克拌成粥状,日服 2 次,对轻症糖尿病卓有疗效。

(14) 菠菜:味甘,性凉。归肺、胃经。具有润燥清热、下气调中、调血之功效。适用于胸膈闷满、脘腹痞塞型糖尿病。

常用方法是菠菜 60 克洗净,鸡内金 15 克,白木耳 20 克,加水适量,煮熟后吃菜饮汤,每天 2 次。

(15) 小扁豆:含有丰富的可溶性纤维素,具有降糖、降甘油三酯和有害胆固醇的作用。用小扁豆 30～50 克煮食,每天 1 次,对糖尿病合并血脂异常者有良效。

(16) 肉桂:性味辛温,具有补元阳、暖脾胃的作用。美国科学家研究发现,肉桂可使血中胰岛素水平升高,对糖尿病患者有辅助治疗作用。

建议在烹调时加入 1～3 克肉桂末,但肉桂辛热,不适宜阴虚型糖尿病患者。

(17) 银耳：性味甘平,具有滋阴调燥、生津养胃的作用,有较高的药用价值,被人们誉为"菌中明珠"。银耳热能较低,又含有丰富的食物纤维,糖尿病患者食之有延缓血糖上升的作用。

近年来有研究报道,银耳中含有较多的银耳多糖,它对胰岛素降糖活性有影响。在动物实验中发现,银耳多糖可将动物体内胰岛素的作用时间从3～4小时延长至8～12小时。因此糖尿病患者宜常食银耳。用法:银耳15～20克,炖烂后服食,每天1次。

(18) 莴苣：莴苣含有丰富的烟酸,烟酸是胰岛素激活剂,经常食用对防治糖尿病有所帮助。莴苣可刺激胃肠蠕动,对糖尿病引起的胃轻瘫以及便秘有辅助治疗作用。莴苣中所含的钾离子是钠离子的 27 倍,可促进排尿,降低血压。

为了避免大量水溶性维生素的丢失,要先洗后切;莴苣叶营养价值比茎高,应茎叶同食;为了避免破坏莴苣中所含的抗坏血酸成分,不宜用铜制器皿存放或者烹调莴苣。

(19) 葫芦：性平,味甘。能止消渴,利水道,除烦。适用于糖尿病生痈、疖,口鼻中有肉烂痛者。可以长期食用。

(20) 藕：味甘,性寒。归心、脾、胃经。具有清热解渴、凉血止血、散瘀醒酒之功效;熟用具有健脾养胃、滋阴补血、生肌止泻之功效。适用于多饮仍烦渴不止、饥饿、形体消瘦型糖尿病,兼有吐血、衄血及热淋者尤为适宜。

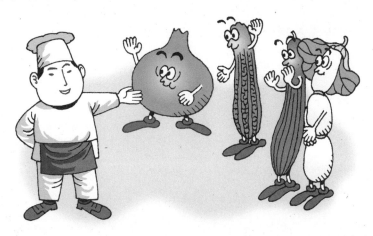

此外，糖尿病患者还可以根据自己的饮食习惯选择竹笋、菌类等蔬菜，这些蔬菜不仅含糖量低，而且所含的一些成分对于预防糖尿病及其并发症均有帮助。最后需要指出，糖尿病患者无论食用哪种蔬菜，仅仅作为一种辅助治疗的手段，不要忽视了每天必需的体育锻炼及必要的药物治疗。

糖尿病饮食的常见误区

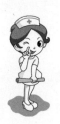

王大妈：自从得了糖尿病，听到最多的一句话就是控制主食。可苦了我，每天吃丁点饭，半月下来，血糖倒是好了，可老感觉脚底发飘，整天精神萎靡，记忆力也不太好。为什么血糖控制了，我整体状态却大不如前了，这个说法到底对不对？

随着糖尿病知识的普及，饮食疗法这个不二法门越来越受到大众的重视，控制饮食是糖尿病患者日常生活的重中之重，饮食治疗对任何类型的糖尿病都是最行之有效的、最基本的治疗措施。而在这之中却存在很多我们可能忽视的误区。

误区 1：主食摄入越少越好

在总热能控制的前提下，应放宽主食量。主食为最廉价、直接的热能供应源。主食摄入过低，机体会分解蛋白质、脂肪产热，进一步造成三大营养素代谢紊乱，甚至产生酮症酸中毒。有人认为饭（即主食）属于碳水化合物，应当少吃，而肉蛋类副食不含糖，多吃点无妨。其实不然。肉蛋的主要成分是蛋白质和脂肪，这些物质在体内同样能转变成糖，吃多了同样能升高血糖，而且还会引起高血脂及肥胖。糖尿病肾病的患者，要限制高蛋白质食物（如肉类及豆制品），因为进食蛋白质过多，会加重肾脏的负担。

误区2：增饭加药便无妨

在节日期间，饭菜丰盛可口，此时往往管不住嘴。许多患者饭吃得多了，就加大降糖药的用量，认为这样就可以避免血糖升高。这是不可取的，因为多吃药不但不会取得理想的效果，副作用也随之加大。

误区3：每日只吃粗粮，不吃细粮

有一种观点认为粗粮富含膳食纤维，对于糖尿病患者有利，因此每日仅吃粗粮，不吃细粮，似乎不这样做就难以控制好血糖。

粗粮含有较多膳食纤维，有一定延缓餐后血糖升高、降脂、通便的功效。然而，粗粮是一把"双刃剑"，如果不加控制地超量摄取，可能造成诸多的问题：① 使胃排空延迟，造成腹胀、早饱、消化不良，甚至还可能影响下一餐的进食。② 在延缓糖分和脂类吸收的同时，也在一定程度上阻碍了部分常量和微量元素的吸收，特别是钙、铁、锌等元素。③ 可能会降低蛋白质的消化吸收率。④ 伴有胃轻瘫的糖尿病患者大量进食粗粮，可能加重胃轻瘫并导致低血糖反应。⑤ 粗粮也是粮食，含有的能量和细粮一样多。如果不加限制，会导致摄入的能量超过需要，这对血糖控制是极为不利的。因此，糖尿病患者应明确粗粮并非"多多益善"。科学的做法是粗细搭配，一般的比例为粗粮1份加细粮3～4份。这样既能发挥粗粮的功效，又避免粗粮进食过多产生不良反应。

误区4：馒头比米饭更易升高血糖

有些患者吃一次馒头测血糖比吃米饭高或凭借自测尿糖显示尿糖高，就只吃米饭不吃馒头，甚至不吃所有面食。其实面粉、米饭所含的碳水化合物、血糖生成指数都是非常接近的，对血糖高低的影响应该没有特别大的差异，即使有影响也应在其他条件不变的情况下监测血糖后再下定论。不要轻易放弃一大类主要食品，而使您的餐桌食谱单调乏味，人为地影响饮食治疗的顺利进行。

误区5：只吃素不吃荤

主张糖尿病患者平衡膳食。动物性食物中优质蛋白质的量多，含有的营养素人体易吸收。当然多吃荤少吃素也不科学。吃荤多势必造成蛋白质太高，动物脂肪摄入增加。肉类食品和脂肪过多正是西方饮食的弊病。因此，平衡最好。

误区 6：无糖食品可随便吃

"无糖"糕点的确给喜欢吃甜的糖尿病患者带来了福音，加之这类食品往往冠之以"无糖"或"降糖"食品的美名，所以，不少患者觉得这类食品可以随意吃。其实，所谓"无糖"糕点，是没有添加蔗糖，但糕点是粮食做的，仍和其他食品一样含碳水化合物，同样会产生热量并升高血糖，故不能随便多吃。

误区 7：为减少排尿，口渴不敢饮水

其实糖尿病患者多尿并非体内水多，而是血糖高所致。避免多饮多尿关键是控制高血糖。少饮水血液浓缩易出现高渗，糖尿病患者的饮食宜忌中唯有水不限，应鼓励多饮水。

误区 8：喝酒无妨

有人认为，喝酒可以少吃饭，有利于饮食控制，这是一种误解。也有人认为酒精能舒筋活血，对防治糖尿病大血管病变有益，这种看法可能有一定道理，但总的来讲，酒精对糖尿病患者是弊多利少。这是因为：① 酒只能提供热能，几乎不含其他营养素；② 糖尿病患者可能因饮酒而影响正常进食，不利于饮食控制；③ 长期大量饮酒能损害肝脏，诱发胰腺炎，升高血脂，引起脂肪肝；④ 酒精能抑制肝糖异生，使用胰岛素或口服降糖药的患者如果空腹饮酒，极易发生低血糖。所以，糖尿病患者不宜饮酒，节假日期间实在推不掉的话，只能少量饮用啤酒（不超过 200 毫升）或葡萄酒（不超过 100 毫升）。注意：不可空腹饮酒，饮酒时不要影响正常进食。

下列情况可允许少量饮酒：① 血糖控制良好；② 无糖尿病慢性并发症；③ 肝、肾功能正常；④ 非肥胖者；⑤ 无急性并发症时。

误区 9：植物油不需限制

有些糖尿病患者认为，植物油中合有多量的不饱和脂肪酸，比动物油要

好,因此,只要不吃动物油,就不会有问题。其实,虽然植物油以不饱和脂肪酸为主,但无论动物油还是植物油都是脂肪,1 克植物油和 1 克动物油产生的能量都是 9 千卡。如果不控制植物油,就容易造成每日总能量超标,使体重增加,甚至导致肥胖,并严重影响血糖。因此,对糖尿病患者而言,每日植物油用量不宜超过 30 克。对肥胖和血脂紊乱的糖尿病患者,更应将植物油限制在每日 25 克或 20 克以下。

误区 10: 豆制品益处多,但吃无妨

大豆中蛋白质含量丰富,大豆蛋白质的结构与肉接近。其所含脂肪属于多不饱和脂肪酸,对血脂代谢有一定调节作用,而且大豆中有许多对心血管有一定保护作用的功能因子,其所含的低聚糖还有降低血糖的作用。但是,100 克大豆可提供 359 千卡的能量、16 克脂肪、36 克蛋白质。如果无顾忌地多吃,一方面能量高、脂肪高,对控制糖尿病不利;另一方面过多的蛋白质对已经被高血糖攻击受伤的肾功能也是危险因素。正确的做法应该是在控制总能量的前提下,根据肾功能的情况,调整蛋白质摄入量,适当增加大豆及豆制品的比例,这对改善肾功能是有好处的。

误区 11: 忌甜不忌咸

部分患者错误地认为,糖尿病就是不吃甜的食物,吃饭要控制,但标明是咸面包、咸饼干等咸味食品,饥饿时可以用来充饥,对它们不需控制。其实各种面包、饼干等,不论口味是甜是咸或是淡,都是粮食做的,与米饭馒头一样,吃下去也会在体内转化成葡萄糖而导致血糖升高。因此这类食品仍应计算在总热能范围内。另一方面,由于糖尿病患者可能伴随高血压问题,过量摄入咸味食物,造成钠盐摄入过多,有增高血压的风险。因此,糖尿病患者多吃咸的食物是不可取的。

误区 12: 不吃糖,但可以多吃蜂蜜

有些患者不敢吃糖,就吃一些蜂蜜来代替甜味,还听说蜂蜜有助于通大便而治疗便秘。其实蜂蜜、蜂王浆中含有较高浓度的单糖,吃多了会使血糖升高而影响糖尿病控制,因此这种认知是错误的。您可以用甜味剂代替蔗

糖,而且通利排便有很多方法,不一定非用蜂蜜不可。

　　走出饮食营养误区,掌握糖尿病饮食原则,合理调配,糖尿病患者也能吃出健康、吃出美味!

两全其美的冬令食补

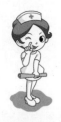

　　谢先生:自从得了糖尿病,冬季食补成了老大难,和几位糖友交流了一下,有的认为食补不利于血糖,吃得多自然血糖升高;有的说冬天最佳时节错过可惜。我既不想血糖增高,也不想放弃食补,有什么两全其美的方法?

　　现代医学主张糖尿病治疗应采取综合治疗,治疗手段上提倡多管齐下。在最著名的糖尿病治疗"五驾马车"理论中,饮食治疗是驾辕的领头马。秋冬时节,气候渐冷。为了应对严寒,人体需要多储备一些能量。因此,我国自古以来即有"贴秋膘"的说法。在全民进补的冬季,糖尿病患者怎样食补,才能即增加了营养又不影响血糖的控制?

主食定量,热能放宽

　　对餐后血糖影响最大的因素是碳水化合物的摄入总量,就碳水化合物而言,吃多少比吃什么对血糖的影响更大。碳水化合物的主要来源包括米、面等各种粮食,土豆、山药、地瓜等各种薯类以及各种水果,其中,我们一日三餐的主食是最主要的来源。因此,糖尿病患者饮食治疗的重点在于主食定量。主食的摄入量应因人而异,取决于患者的身高、体重和体力劳动强度。但一般来说,为了降低每一餐的餐后血糖负荷,糖尿病患者每餐主食的量不宜超过 100 克(2 两)。若餐后想吃一个水果,则主食的量还应再减少 25 克(半两)左右。吃不饱,可以采用加餐的方式灵活补充。冬季气温寒冷,人体需要进食更多的热能以维持正常的体温,血糖也因此不容易控制。因此,在冬季,将主食定量,不增加碳水化合物的摄入量,同时适当放宽肉类、鱼虾、豆制品等富含蛋白质和脂肪的食物的摄入量,对于预防餐后血糖的升高有一定的积极作用。

薯类杂粮,替代主食

虽然说碳水化合物的摄入总量对餐后血糖起决定性的作用,但是,选择不同类型的碳水化合物对餐后血糖的影响也是不同的。在摄入碳水化合物总量不变的情况下,摄入血糖生成指数高的食物(如精白米面),餐后血糖升高速度快,血糖升高的幅度也高。相反,摄入血糖生成指数低的食物(如粗杂粮),餐后血糖升高速度慢,血糖升高的幅度也较低,有利于血糖的平稳。因此,营养师往往推荐糖尿病患者选择低血糖生成指数的食物,如主食中添加一些薯类杂粮,同时适当减少米面等主食的摄入。土豆、山药、地瓜、藕、慈姑、芋艿等薯蓣类及根茎类食物,碳水化合物含量较高,产生的热能也较高,每 100～150 克薯蓣类食物所提供的热能为 80～90 千卡,相当于 25 克米面等主食所提供的热能。但是,薯蓣类食物除了淀粉含量较高之外,还含有丰富的钾、膳食纤维以及植物多糖等,营养较丰富,饱腹感好。在煮熟后冷却的土豆中还含一些抗性淀粉,血糖生成指数较低,有利于餐后血糖的控制。

增加坚果,减少油脂

入冬以来,各种营养丰富、香脆可口的坚果成为最受欢迎的零食之一。但是,糖尿病患者往往有所顾虑,担心吃了坚果之后血糖控制不佳怎么办。其实,如果合理搭配,巧妙安排,糖尿病患者就可以在享用美味坚果的同时,控制好血糖水平。坚果的营养特点包括富含脂肪、维生素 E 以及膳食纤维。坚果中的杏仁、开心果等含有较多的膳食纤维,有很好的饱腹感。因此,这一类坚果最好放在两餐之间空腹时作为加餐。注意每次食用坚果的数量不可过多,每次吃 5～6 粒即可,全天 10 粒左右,因为坚果中普遍脂肪含量较高。如果在烹饪时采取少油的方式,如蒸、煮、拌等烹饪方式,减少烹饪荤菜、蔬菜的食用油用量,省出的脂肪摄入量和热能安排成一些坚果,作为零食或者入菜食用。这样全天总热能就不至于因为加入坚果而过量。

年关天冷应酬多，血脂如何不超标

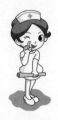

潘大妈：每次过年，小辈亲戚们来拜年串门真热闹开心！美中不足的是过完年体检复查血脂总是比年前升高，我估计可能和过年吃得太多太好有关。有什么办法既可以吃好而血脂又不会增高？

每逢年底年关时节，一方面步入了冬季，我国大部分地区天气逐渐寒冷，人们会更多地摄入含脂肪较多的肉食来抵御严寒，而这恰恰容易造成血脂超标。另一方面，年关时节假日多，亲戚、朋友、客户间的聚会应酬也比较频繁，觥筹交错，菜肴丰富，血脂也容易偏高。在这样的季节，如何巧妙应对才能做到美食和健康两不误？

注重饮食搭配，巧妙规避风险

宴席餐桌上占据主角地位的当属一些荤菜，像鸡、鸭、牛、羊、猪等肉类及各类海鲜必不可少，也十分受欢迎。然而，如果按部就班地吃掉每一道美味，血脂肯定难以控制。当然，也不是一点办法都没有，只要讲究一下吃饭的顺序和方式，注重饮食的搭配，就可以同时兼顾美味和健康。一个简单有效的方法就是在吃荤菜的空档多吃一点蔬菜，也就是吃一道荤菜，然后吃一些蔬菜。注意选择一些烹饪时用油少的蔬菜，如生冷的蔬菜或蒸煮的蔬菜。注意，尽量少吃一些过油烹饪的蔬菜，如烧茄子、宁波烤菜等。另外，也可以选择一些凉拌的黑木耳、海带、豆芽、金针菇等富含可溶性膳食纤维的小菜。蔬菜中所含的膳食纤维有助于促进肠道蠕动，促进排出，减少食物中脂肪的吸收。

主食化整为零，花样灵活繁多

在控制血脂方面，尤其是甘油三酯方面，减少主食的摄入量是一个重要的环节。因为在热能摄入过量的情况下，摄入的过多的碳水化合物尤其是各种甜食中的蔗糖、果糖等容易合成甘油三酯在体内储存起来。因此，在无法对抗诱惑减少蛋白质类食物摄入的宴席上，适当减少主食的摄入，留出点余地给蛋白质也不失为控制总热能的一个办法。采用一些富含淀粉的薯蓣类如山药、芋艿等代替主食更有助于控制血脂。一方面薯蓣类食物富含膳食纤维，饱腹感好，另一方面薯蓣类还含有植物多糖，具有降血脂的作用。

酒足饭饱之时，可以泡一壶茶，一边喝一边聊天，无论是红茶还是绿茶，都含有具有降脂作用的茶多酚。当然，若是血脂已经异常的患者，在面对酒席的时候，还是要有所约束，有所顾忌。

儿童糖尿病的营养治疗

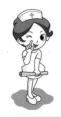

涂先生：我家侄女是1型糖尿病，现在8岁，血糖控制不好，人也很瘦小；吃多了血糖就超标，吃少了不长个而且容易低血糖，真是让人担忧让人愁。

对于这样的情况，在饮食方面要掌握以下几条原则。

热能的供给要满足生长发育需求

糖尿病患儿处于生长发育关键时期，热能的控制不能过分严格。在热能估算方面可按照如下公式计算：

$$热能（千卡）=1\,000+（年龄-1）\times 100$$

并且随着年龄的增长要逐步增加每日热能的摄入量，为了预防热能供给不足，家长应定期给孩子测身高、称体重，并与同性别正常同龄儿进行比较。一旦发现孩子的体重明显低于同龄儿，或者在一段时间内不见长，则应尽快带孩子去医院就诊，请营养师为患儿制定一日三餐的定量食谱。

应遵循平衡膳食原则

糖尿病饮食原则上也是平衡膳食,不同的食物所含的营养素特点不同,家长要注意保证孩子饮食的多样化。每餐饮食都应包括主食、荤菜、蔬菜等。为了更好地平稳餐后血糖,可采用蒸玉米、煮芋艿、烤土豆等薯蓣类替代部分主食。薯蓣类食物除淀粉含量丰富之外,还含有较多的膳食纤维,有助于延缓餐后血糖的升高。每吃 100～120 克薯蓣类食物,应相应地减去 25 克米面等主食。荤菜的选择也应该多样化,一日饮食中应包括牛奶、鸡蛋、鱼虾、瘦肉以及豆制品等。蛋白质类的食物有助于患者的生长发育,同时相对于富含碳水化合物的主食而言,蛋白质类食物对餐后血糖的影响较小,并且有较好的饱腹感和满足感。

充分保证蔬菜水果的摄入

蔬菜和水果是维生素和矿物质的主要来源,同时果蔬中还含有丰富的具有保健作用的植物化合物,例如多酚类化合物、有机硫化合物、植物固醇、皂苷等。按照中国营养学会的推荐,儿童蔬菜水果的摄入量应达到每日 200～250 克蔬菜,100～150 克水果。在种类的选择上要注意每天尽可能选择不同颜色不同类别的蔬菜、水果,可遵循世界卫生组织提出的"每日五蔬果"的原则。如果不存在咀嚼困难,应鼓励患儿直接吃水果,避免喝各种含糖果汁饮料。

细嚼慢咽养成良好就餐习惯

将荤菜和蔬菜切小块烹饪,吃饭细嚼慢咽,每一口食物咀嚼 20～25 下再咽下。让一餐摄入的各种食物充分混合,这样可以降低混合膳食的血糖生成指数。同时,细嚼慢咽也有助于减轻儿童消化系统的负担,使得人体能够更加充分地消化和吸收来自食物中的营养素。

定时定量进餐也是家长需要特别注意的一点。儿童糖尿病患儿多为 1 型糖尿病,需要采用胰岛素控制血糖。定时定量,及时进餐,可以预防低血糖的发生。也有助于医生摸索合适的胰岛素注射剂量。

选择健康零食，适当加餐

糖尿病患儿与健康儿童一样享有吃零食的权利，关键在于如何选择健康的零食，什么时间吃零食较为合适。不宜选择富含碳水化合物和脂肪的薯片以及各种膨化食品作为零食。建议采用水果、小包装的坚果、原味酸奶、小包装的杂粮饼干等。吃零食的时间应设在两餐之间，注意不要在三餐之前吃大量零食，以免影响正餐的进食量。

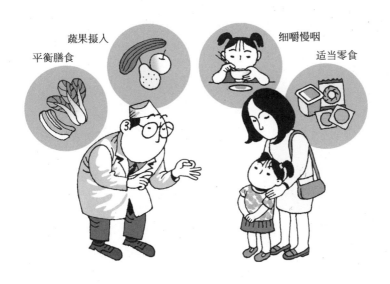

蔬果摄入

平衡膳食

细嚼慢咽

适当零食

健康来自均衡饮食

我国古代《黄帝内经》中记载:"五谷为养、五畜为益、五菜为充、五果为助",生动地描述了饮食的结构和均衡比例。现代社会快速的工作节奏、生活方式的改变、全方位的广告效应和食品(包括餐饮、食品加工)的极其丰足对我们的饮食习惯和结构产生了巨大深远的影响,与此同时也带来了代谢性疾病方面的相关改变。中国营养学会于 2007 年提出平衡膳食这一概念,并且用膳食宝塔形象地加以展现,强调科学均衡饮食是健康的基石。科学了解各大类食物的营养特点,解开膳食补充剂的神秘面纱,建立"量出而入"的综合能量概念,健康就在每天点点滴滴的细节中铸成。

健康生活从主食开始

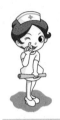

> 张阿姨：我家女儿天天嚷着要减肥，每天不吃饭，只吃肉和少量水果。上次我听街道宣传讲"五谷米饭健康不可缺"，自此总是有点担心女儿长期戒饭影响身体。

随着国人生活水平的提高，一场静悄悄的饮食革命正在进行，表现之一就是餐桌上主食的摄入日益减少，副食尤其是荤食的消费量不断增加。原本只有过年过节时才会出现在我们餐桌上的整鸡整鸭、狮子头、桂花肉、炸猪排已悄然成为家家户户平日饭桌上的常客，而主食却渐渐失去其"龙头老大"的地位。这种高脂肪、高蛋白质、高能量、低碳水化合物的饮食结构模式导致我国肥胖、糖尿病、高血压、高血脂等代谢性疾病发病率节节攀升。

健康生活应从主食开始。我国古代《黄帝内经》中记载："五谷为养、五畜为益、五菜为充、五果为助"，把谷类放在首位，说明谷类营养是我们膳食生活中最基本的营养需要。中国营养学会也于 2007 年提出平衡膳食这一概念，并且用膳食宝塔形象地加以展现，宝塔的基础即为谷薯类及杂豆类，也就是我们通常意义中的主食。那么哪些是主食呢？ 在中国可分为三类，即禾谷类：包括稻类（籼稻、粳稻、糯稻）、麦类（小麦、大麦、燕麦、黑麦）、玉米、高粱、粟、黍、荞麦等；豆菽类：包括大豆、蚕豆、豌豆、绿豆、红小豆、芸豆等；薯类：包括甘薯（也称红薯或白薯）、马铃薯、山药、芋艿、木薯等三大类。我国幅员辽阔，但不同地域的人均可将这三类作为主食。

主食是我国人民提供能量最主要、最经济的食物来源。每 100 克主食中含有 75～80 克的碳水化合物，人体所需总热能的 70%～80% 来源于此。大脑是人体最重要的器官，你知道吗，大脑偏好"吃"糖。因为葡萄糖是大脑细胞正常活动时的唯一能量来源，但大脑又不能贮存葡萄糖，只能"现吃现用"。若主食长期摄入不足，造成大脑细胞正常活动的"原料"缺乏，则可影响人的学习、记忆能力。美国的一项最新医学研究显示，女性如果一点儿都不摄取碳水化合物类食品，可能造成失忆。机体运动时主要依靠碳水化合物来参与供能、维持运动强度，若得不到充足的碳水化合物，可导致肌肉疲乏无力。蛋白质作为人体重要的营养素，除供给能量外，主要参与机体的生长发育、受损细胞的修复等重要功能。主食中蛋白质含量在 7.5%～15%，人体所需蛋白质总量的 50% 来自主食。但主食中蛋白质营养价值却低于动物性食物，主要是因为主食中的氨基酸组成不均衡，赖氨酸、苏氨酸、蛋氨酸等必需氨基酸含量少。不过，通过蛋白质互补如主食与豆类、主食与肉类同时食用，即可提高其营养价值。另外通过氨基酸强化、基因改良品种等同样也能增加其蛋白质营养价值。

　　主食除了含有大量碳水化合物及蛋白质外，还含有丰富的 B 族维生素、膳食纤维和矿物质。B 族维生素属水溶性维生素，参与机体各种代谢，是维持健康体魄不可或缺的营养素。但主食中 B 族维生素可随加工而损失，加工越精细损失越大。如精白米面中的 B 族维生素可能只保留原来的 10%～30%。因此，长期食用精白米面而不注意副食的补充，易引起机体 B 族维生素不足或缺乏，导致神经系统病变如脚气病以及口角炎等的发生。若是孕妇或乳母维生素 B_1 摄入不足或缺乏，可能会影响到胎儿或婴幼儿健康。

　　与维生素 B_1 类似，膳食纤维也存在于粮谷类最外层，加工精细程度越高损失越大。膳食纤维主要存在于粗杂粮中，它被认为是"最年轻"的营养素，其作用越来越受关注和重视。主食中膳食纤维包括可溶性及不溶性两种，米面中主要是不溶性膳食纤维，它的作用为促进肠蠕动，保持大便通畅；豆类、薯类中还含有可溶性膳食纤维，可延缓餐后血糖上升，对糖尿病患者维持稳定的餐后血糖有益。膳食纤维还是很好的益生元，它可促进乳酸杆菌、双歧杆菌等益生菌在肠道中定植，起到调节胃肠菌群，促进消化吸收的功效。中国营养学会建议每人每天膳食纤维摄入量达 25～30 克，主食是主要的膳食纤维来源，尤其是粗杂粮的摄入。

　　虽然主食中脂肪含量低，但均为不饱和脂肪，在食品加工业中常将其提取出与人类健康有关的油脂,如从米糠中提取米糠油、谷维素和谷固醇,从小麦胚芽和玉米中提取胚芽油。用此油脂替代膳食中动物油脂,可明显降低血清胆固醇,防止动脉粥样硬化的发生。

主食对人体有诸多益处,那我们该如何摄食? 中国营养学会在《中国居民膳食指南》中明确指出,"食物多样,谷类为主,粗细搭配"。主食的摄入量希望达到每人每天 250～400 克,其中粗杂粮的摄入量应占总主食量 1/5,达 50～100 克,同时注意品种的多样化和营养质量。每天最好能够吃一两种粗粮,而且其品种经常调换,有利于维持膳食营养平衡。如绿豆粥、二米饭(大米、小米)等。日常生活中常吃的八宝粥就是很好的粗细混吃食物。对于胃肠道功能较弱的老人及儿童,可采用粗粮细吃;对于活动少、长期便秘及"三高"人群,则希望多吃粗粮。

主食很"脆弱",如果烹调、加工、贮存方式不合理,很多营养素就会流失,其营养价值就会大打折扣。以谷类为主的膳食模式既可提供充足的能量,又可避免过多脂肪及含较高脂肪的动物性食物摄入,对于一些"富贵病""慢性病"的预防至关重要,健康生活应从主食开始。

果蔬的营养密码

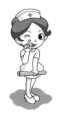

刘阿姨:我家小孙女自小不喜欢蔬菜,小时候逼着她还能吃一点。现在上中学有主见了,每次让她吃蔬菜,她振振有词:蔬菜水果一个样,多吃水果就能替代水果。听着好像有点道理,可是总觉得不对劲。蔬菜水果真的一样吗?

小时候,饭桌上,妈妈总是要求我们多吃蔬菜,还经常"强迫"我们吃下不喜欢的胡萝卜。虽然十分不情愿,可能有许多小朋友还是会乖乖就范。为什么我们每天都要吃蔬菜,不吃蔬菜行不行,蔬菜对我们的健康到底有多大的作用? 带着这些问题,让我们一起来揭开果蔬的营养密码。

首先,我们来认识两个营养学上的基本概念:营养素和维生素。

营养素是指食物中可给人体提供能量、机体构成成分和组织修复以及具有生理调节功能的化学成分。凡是能维持人体健康以及提供生长、发育和劳动所需要的各种物质均称为营养素。

维生素又名维他命(英文 vitamin 的音译),通俗来讲,是维持生命的要素,是维持人体生命活动必需的一类有机物质,也是保持人体健康的重要活性物质。维生素在体内的含量很少,但不可或缺。

蔬菜水果中含有哪些营养素

目前,科学研究已经证实,人类需要的营养素多达 40 多种,可概括为七大类:蛋白质、脂肪、碳水化合物、维生素、矿物质、膳食纤维和水。另外,蔬果中还含有一类具有特殊生物活性的物质,称为植物化学物。蔬菜水果中主要含有维生素、矿物质和膳食纤维以及植物化学物。不同颜色的蔬菜水果营养特点不同,红色的番茄、草莓、西瓜中含有丰富的番茄红素,黄色的南瓜、芒果、胡萝卜等蔬果含有丰富的β胡萝卜素,绿色的青椒、苦瓜、西兰花等含有丰富的维生素 C、β胡萝卜素以及钾、钙、铁等矿物质,白色的萝卜、竹笋、大白菜等含有丰富的膳食纤维。总之,不同颜色、不同种类的蔬菜水果,营养特点不同。

蔬菜水果有哪些保健作用

(1) 有预防癌症的作用:蔬菜、水果的防癌密码在于它们所含的抗氧化剂如类胡萝卜素、维生素 C、类黄酮类化合物、异硫氰酸盐及有机硫化物等,这些物质能保护 DNA 免受自由基损伤,并能促进已损伤 DNA 的修复,减少突变。另外,蔬菜水果富含膳食纤维,能缩短食物残渣在肠道的通过时间,并可与潜在的致癌物结合,促进其排出。

(2) 有利于预防心血管疾病:研究表明,每增加一份蔬菜水果的摄入,冠心病发病风险可降低 4%。水果蔬菜预防心血管疾病的秘密在于其含有丰富的维生素 C、膳食纤维以及一些植物化学物。

(3) 有利于预防 2 型糖尿病:多吃蔬菜水果可降低 2 型糖尿病的发病率,这与其所含膳食纤维有关。膳食纤维可将食物包裹起来,在肠道中缓慢释放出来,延缓餐后血糖的升高。研究显示,每天摄入 5 份或更多蔬菜水果的人患

2 型糖尿病的危险性显著降低。

（4）有利于控制体重：蔬菜水果富含水分和膳食纤维，体积大而能量密度较低，能增强饱腹感，从而降低能量摄入，故富含蔬菜水果的膳食有利于维持健康体重。

（5）有利于预防便秘：蔬菜水果中含有丰富的纤维素，是膳食纤维的重要来源。由于膳食纤维吸水，可增加粪便体积和重量，促进肠道蠕动，软化粪便，增加排便频率，降低粪便在肠道中停留的时间，有助于防治便秘。

蔬菜和水果能互相代替吗

蔬菜和水果的营养特点不同，蔬菜中除了能够提供一些维生素、无机盐、植物化学物之外，还含有丰富的膳食纤维。水果中的膳食纤维多在皮部，往往被削掉。水果中除了含有蔬菜中也有的一些维生素、矿物质和植物化学物之外，水果酸酸甜甜的味道来自它所含有的果糖、葡萄糖和有机酸，因此，吃水果给我们带来的不仅是丰富的营养素，还给我们带来味觉上的享受。

每天应该吃多少蔬菜水果

按照中国营养学会的建议，每天应该吃 300～500 克蔬菜，其中一半以上应为深色蔬菜。深色蔬菜的营养价值一般优于浅色蔬菜。深色蔬菜指菠菜、小青菜、油麦菜等深绿色蔬菜，西红柿、草莓、西瓜、红辣椒等红色蔬果，南瓜、胡萝卜、柑橘等黄色蔬果，紫甘蓝、蓝莓、桑葚等紫色蔬果。除了一些维生素、矿物质之外，深色蔬菜还含有其他多种色素物质如叶绿素、叶黄素、番茄红素、花青素等，以及其中的芳香物质。它们赋予蔬菜特殊而又丰富的色彩、风味和香气，有促进食欲的作用，并呈现一些特殊的生理活性。

为什么每天都要吃蔬菜

蔬菜中所含的维生素主要为水溶性维生素，如维生素 C、叶酸、维生素 B_1、维生素 B_2 等，这些维生素不能在体内储存，必须每天都摄入。如果不天天摄入，就会出现相应的维生素缺乏症。如有的青少年不喜欢吃蔬菜水果，以零食为主食，结果经常生口腔溃疡，还可能出现便秘的症状。如果长期蔬菜、水果吃得少，将来发生肠道肿瘤的危险性都会增高。

怎样补充营养素才合理

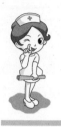

张伯伯：得了糖尿病，我家的各类营养品就没有断过，小辈们每次来看我都带了各种维生素片还有许多我叫不上名字的药丸，可这么多，难道我都要吃吗，哪些才是我真正需要的呢？

营养素补充剂是饮食的一种补充。虽然从理论上讲，我们人体需要的营养素都可以从膳食中获取。但是，由于在安排每日的饮食时，不是所有的人都能严格按照中国营养学会推荐的平衡膳食的模式进餐，因此，可能存在营养摄入不均衡的问题。一些老年人，由于牙齿的问题影响食物的摄入，或者由于疾病的原因存在一些忌口，以及自身存在一些偏食、挑食的不良饮食习惯，所有这些都会影响营养素的摄取，以上这些情况都有必要采用维生素补充剂来进行补充。

营养素补充剂有两类，一类是复合型营养素补充剂，即含有多种人体所需的营养素。还有一类是单一型维生素补充剂，如维生素 A、维生素 C、维生素 E 等。选择哪一类维生素补充剂进行补充要依据自己的饮食习惯和饮食结构来判断。如果存在挑食、偏食现象，明确知道自己缺乏哪一类维生素，应

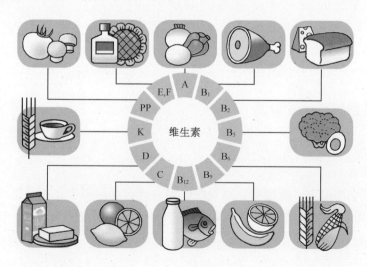

该有针对性地进行补充,即缺什么补什么。例如,蔬菜水果摄入很少的老年人可以每日补充维生素 C 片剂 100 毫克。很多人饮食中缺乏欧米伽-3 脂肪酸,可以补充深海鱼油,每日 1 克。钙也是大家普遍需要补充的,老年人每日钙的推荐摄入量是 1 000 毫克。如果单纯依靠饮食摄入,很难达到要求。因此,每日可以补充 500~600 毫克钙片。如果因为牙齿原因,各种食物的摄入都受到影响,就应该全面补充各种营养素,此时,可以选择复合型营养素制剂。

需要提醒大家的是维生素的补充也不能过量,过量也会损害健康。如果每天吃多种维生素补充剂就需要计算所补充的维生素和从饮食中摄入的维生素加起来是否超过中国营养素的推荐摄入量标准(RNIs)。另外,就钙的补充而言,少量多次补充效果要优于一次大剂量的补充。例如,可以选择每片含钙 200 毫克的钙片,早、中、晚各吃 1 粒,全天可补充 600 毫克的钙,其补钙效果要优于一次性补充 500~600 毫克的钙。最后,提醒大家注意,含有铁的复合型营养素补充剂对胃有一定的刺激性,一定要在饭后服用。

矿物质补充越多越好吗

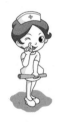

吴小姐:现在铺天盖地的保健品,明星们也常常服用各类保健品。我目前服用的补充剂包括钙、镁、铁、锌等,自我感觉不错。不过同事说吃得太多反而不利于健康,我将信将疑,这是真的吗?

矿物质不能在体内生成,而且除了被排出体外,也不可能在体内自行消失。矿物质在体内分布不均匀,其含量在一定阶段随年龄增长而增加,但各元素间比例变动不大。各种矿物质在人体新陈代谢过程中,每天都通过粪、尿、汗、头发、指甲、皮肤及黏膜脱落等途径排出体外,所以必须通过饮食补充。由于各元素的吸收利用之间存在协同和拮抗作用,而且某些矿物质在体内的生理剂量和毒性剂量范围之间的差值比较小,以大杂烩形式摄入或过多摄入保健品通常无益而有害。根据食物中矿物质含量、生物吸收率和人体需要量,我国人群中相对容易缺乏的元素有钙、铁、锌。

钙是人体含量最多的矿物质元素,成年人每日需要量在 800~1 000 毫克(不同年龄段),特殊人群如孕妇、乳母、老年人、服用制酸剂者等,钙需要量增加。钙在肠道的吸收主要受到维生素 D 的调控,除了膳食纤维、草酸会抑制钙吸收,当镁的剂量大于 250 毫克时也会竞争性抑制钙在肠道的吸收。因此钙和镁应该分开服用。一般而言钙制剂和维生素 D 联合补充比较理想,同时每次摄入钙元素剂量最好少于 500 毫克,以利于吸收。

食物铁的吸收率取决于它的来源,血红蛋白铁较其他来源铁更易吸收。亚铁形式的保健补充品比三价铁盐或三价铁复合物更易吸收。鞣酸、植酸、碳酸盐、磷酸盐、锌、镁、低蛋白质饮食降低铁吸收;维生素 C、果糖、柠檬酸、硬脂酸、高蛋白质饮食、赖氨酸、组氨酸、半胱氨酸、蛋氨酸提高铁吸收。

铝、磷、锡等元素会干扰锌的吸收。肠道内锌过多也会干扰人体对钙、镁、铜、铁和硒的利用。因此,服用锌制剂的患者,应酌情补充铜以防引发缺铜性贫血、低高密度脂蛋白血症和心律失常。

镁存在于动物蛋白食品、谷物及青豆类、绿叶蔬菜中,因此正常饮食的人群一般不会缺镁。但长期酗酒、不能经口进食、烧伤等病理情况下或者饮食以牛奶为主的人群,易发生镁不足。镁在小肠各部位吸收,但在小肠近端吸收最多,维生素 D 可影响镁吸收。镁除了干扰钙的吸收,对于其他铁、锌等元素也存在抑制作用。

无论是矿物质还是维生素,饭后服用更利于吸收。特别是脂溶性维生素,需要脂肪的存在帮助其吸收。

大量地摄入营养补充剂不是保健的捷径,相反,是摧毁健康的利器。肝脏是人体的解毒器官,所有摄入的物质都要经过肝脏的加工代谢,大量补充剂无疑加重了肝脏的负担,长此以往甚至可能出现药物性肝损;同时各类补充剂之间存在互相协同和拮抗,如果纳入其他的饮食干扰因素,最终的吸收和利用情况将变得更为复杂。因此矿物质的补充推荐以饮食手段为首选,不足部分在专业人员的指导下酌情采用保健制剂,原则是越少越好!

冬季人为什么会发胖

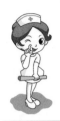

小林：冬季绝对是我的梦魇，每年冬季一过，辛苦一年的减肥大计就回到了原点，有没有什么办法可以保持体重在冬季不变啊？

说起冬季发胖的原因，绝大多数人都会毫不犹豫地说，这还不简单，冬季吃得多，动得少，热能摄入过剩，自然而然会发胖。

是的，他们说的一点都不错。冬季为了抵抗寒冷，我们要吃更多的食物，这些食物提供更多的能量，维持体温在正常范围。想一想在寒冷的冬季，大家聚在开着暖气的屋子里，此时，最喜欢吃的是什么食物？我们会首先想到花生、瓜子、小核桃、腰果、开心果等，这些松鼠爱吃的坚果不仅是它们过冬的粮食，而且也是我们喜爱的零食，会让人在闲暇时间爱不释口，有吃了还想吃的感觉。但这些坚果的热量密度非常高，一把炒制过的花生，大约有30克，可提供200多千卡热量，相当于一天总热量的十分之一。

另外，在寒冷的冬季，为了抵御寒冷，大家也喜欢吃些热气腾腾的火锅。火锅中所涮的食料中，几乎有一半以上都是肥羊肉、肥牛肉等荤菜，并且每一次朋友聚会吃火锅，都会在不知不觉中干掉一大堆的食物，这些食物如果放在平时，估计要吃一两天。所以，火锅这种形式，虽然食物种类搭配较好，可以做到营养平衡，但是，人类天生的对食物的欲望，使我们往往不容易控制进食量。这也是很多喜欢吃火锅的人冬季发胖的一个重要原因。

从烹调方法上讲，我们也可以找到冬季容易让人发胖的理由。即使是平时饮食严格控制、担心发胖的美眉，在冬季也会抵抗不住红烧肉、糖醋小排、京酱肉丝、鱼香肉丝、咕咾肉、八宝辣酱，或者蛋炒饭等美味但热量较高的菜肴的诱惑。

严寒刺骨的天气，让我们能够心安理得地窝在沙发里看电视，不必为今天没有走到1万步而感到内疚。俗话说春困、秋乏、夏打盹，睡不醒的冬三月。

寒冷季节,大家更加不愿意出门,活动的时间减少,睡眠的时间相对增多,这也是发胖一个隐性原因。

也许你还不知道,科学研究为冬季发胖找到一个新的线索。冬季发胖可能与体内维生素 D 含量降低有关。现有的一些研究显示体内维生素 D 缺乏与肥胖之间存在一定的相关关系,但是,是否就是造成肥胖的直接因素,还有待于进一步的研究。

维生素 D 也叫阳光维生素,正常情况下,在阳光中的紫外线照射下,皮肤内的 7-脱氢胆钙化醇可以转变成维生素 D。冬季日照时间短,人们户外活动少,还有一些人是隔着玻璃窗晒太阳,这样都会影响体内维生素 D 的合成。

糖尿病合并症的饮食对策

随着人们生活水平的提高，生活方式的改变，疾病谱和构成比也在发生显著变化，如心脑血管病、糖尿病、高脂血症等疾病正以惊人的速度增长，并且常同时共存于一位患者，加重了患者的痛苦。中国糖尿病患者人数目前居于世界首位。糖尿病通常不单独存在，合并其他情况在中国的糖尿病患者中非常常见。积极减少和预防这些合并情况，不但可以改善患者的生活质量、提高生存时间，更重要的是极大地减轻经济负担。通过饮食搭配，巧妙规避风险，不但可以做到美食和健康两不误，而且科学合理的饮食对于部分合并情况能起到治疗作用，比如本章中谈到的糖尿病肾病、便秘等。通过全面了解日常生活饮食的功效，有助于糖尿病患者有的放矢、掌控自己的疾病管理。

糖尿病合并冠心病的饮食治疗

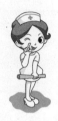

陈先生：56岁，患糖尿病8年，突发心前区疼痛2小时，伴胸闷、气短、出大汗，含服硝酸甘油后疼痛无明显好转。到医院就诊，做心电图显示心脏下壁急性心肌梗死。陈先生病前一直口服降糖药控制血糖，餐后2小时血糖控制在9～11毫摩/升（mmol/L）之间。医生诊断：2型糖尿病合并冠心病——急性下壁心肌梗死。收入监护病房治疗。陈先生纳闷了：我是糖尿病患者，怎么与冠心病也挂上钩了呢？

糖尿病患者经常合并有冠心病，对于糖尿病合并冠心病的患者，饮食治疗有什么需要注意的地方呢？

糖尿病会引发冠心病吗

糖尿病是一种全身性代谢紊乱性疾病，不仅会影响糖类的代谢，导致高血糖，还会影响蛋白质和脂质代谢导致脂代谢紊乱和高脂血症，诱发冠状动脉硬化继而发生冠心病。糖尿病患者的血小板黏附性和聚集性增高，血液黏稠度增加，红细胞变形能力降低，易发生血栓。据统计，糖尿病患者发生心血管病的机会是非糖尿者的4倍，而且糖尿病合并心血管病时往往病情较重，死亡率也较高。其中，80％的糖尿病患者可能因冠心病而死亡，也正因为如此，"糖尿病就是心血管病"作为一种临床的新理念正在国内外普及。

糖尿病合并冠心病为什么被称为"温柔的杀手"

糖尿病合并冠心病时往往病情较重，愈后较差，病死率较高。这是因为糖尿病合并冠心病者常有多支冠状动脉粥样硬化，且狭窄程度也较重。而且，由于糖尿病神经病变，患者的神经末梢受损时，痛阈升高，以致即使发生了严重的心肌缺血，疼痛也较轻微而不典型，甚至没有心绞痛症状。糖尿病患者中无痛性心肌梗死约为非糖尿病合并冠心病患者的 2 倍，因此有人将糖尿病合并冠心病称为"温柔的杀手"。

所以，糖尿病患者应在医生指导下科学地控制血糖，并定期到医院检查心脏，采用合理的膳食结构和体育锻炼，以降低冠心病的发生率。

饮食治疗注意事项

糖尿病合并冠心病的患者，有效控制血糖可减少冠状动脉粥样硬化发展，而控制血糖的有效办法是合理安排饮食。

（1）均衡饮食：对糖尿病合并冠心病患者，应提供热能足够的均衡饮食，总热能中 50％～55％是碳水化合物。主要由粮食提供，15％～20％来自蛋白质和脂肪。

（2）饮食合理：不要暴饮暴食，控制胆固醇、脂肪和糖分的摄取量。宜定时、定量、少食多餐，宜食低盐、低脂食物，多吃新鲜蔬菜。忌甜食、饱食、烟、酒及刺激性食物；另外，进餐时间要与胰岛素注射时间相配合。

（3）多吃含镁、铬、锌、钙、硒、碘元素的食品：含镁丰富的食品如小米、玉米、豆类及豆制品等，可影响血脂代谢和血栓形成，促进纤维蛋白溶解，防止

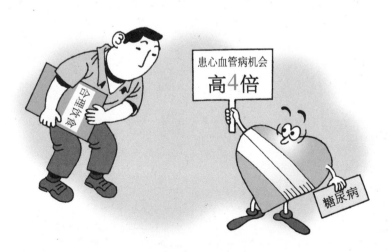

血小板凝聚。微量铬可预防动脉粥样硬化的形成,降低胆固醇。含铬丰富的食品有酵母、牛肉、全谷类、干酪等。含锌较多的食品如肉、牡蛎、蛋、奶等,可影响血清胆固醇的含量。含钙丰富的食品可预防高血压及高脂膳食引起的高胆固醇血症,这类食物有奶类、豆制品、虾皮等。含硒较多的食物如牡蛎、鲜贝、海虾、鲅鱼等,能抗动脉粥样硬化、降低血浆黏度,增加冠脉血流量,减少心肌的损伤程度。碘能降低胆固醇在血管壁上的沉着,减缓或阻止动脉粥样硬化的发展,常食海带、紫菜等含碘丰富的海产品自然有益。

(4)增加蔬果的摄入:以增加膳食纤维和维生素的摄入,水果蔬菜中含丰富的膳食纤维和维生素,其中可溶性纤维素具有降血脂和保护血管的作用,能吸附胆固醇,阻止胆固醇被人体吸收,并能促进胆酸从粪便中排出。维生素 C、E、A 也能保护心血管,如维生素 C 能促进胆固醇生成胆酸,从而有降低血胆固醇作用,改善冠状动脉循环,保护血管壁;维生素 E 具有抗氧化作用,能阻止不饱和脂肪酸过氧化,保护心肌并改善心肌缺氧,预防血栓发生。

(5)多吃水产鱼类:因鱼类蛋白质优良,易消化吸收,且对血脂有调节作用,与畜肉类食品相比更适合老年人特点,对防治冠心病有利。

(6)选择富含不饱和脂肪酸的食用油:如豆油、菜籽油、芝麻油、花生油等,可长期降低胆固醇及甘油三酯水平。这些油具有保护心脏和预防动脉粥样硬化的作用,可作为机体脂类的主要来源及烹调食物的主要用油。

糖尿病患者关爱自己的心脏,应当从合理调整自我膳食做起,努力为自己打造一个健康的明天。

糖尿病合并高血脂的饮食指南

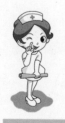

李大妈:老伴有糖尿病同时还有高血压、高血脂。据说饮食不合理起了不小的作用,有没有什么方法可以纠正改善?

随着人们生活水平的提高，生活方式的改变，疾病谱和构成比也在发生显著变化，如心脑血管病、糖尿病、高脂血症等疾病正以惊人的速度增长，并且常合并出现，加重患者的痛苦。

这之中，糖尿病和心脑血管病亲密无间。在临床上，心脑血管病早已被称为糖尿病的"第一并发症"，75％～80％的糖尿病患者最终会死于此。而其中，高血脂则是导致心脑血管疾病的第一根"导火索"。

糖尿病是由于机体胰岛素绝对缺乏或胰岛素作用不足而引起血糖异常升高的疾病。实际上，胰岛素不仅掌管着血糖的高低，它还是我们身体内其他两大类物质：脂肪和蛋白质代谢的主要调控因素。所以在糖尿病患者中，由于胰岛素的生物调节作用发生障碍，常伴有脂质代谢的紊乱，出现脂质代谢异常，称为高脂血症，俗称"高血脂"。

血液中的脂质是各类脂质，如胆固醇、甘油三酯、磷脂等的总称。高脂血症通常是指血浆中胆固醇和（或）甘油三酯等异常增高。大多数糖尿病患者一旦发生血脂紊乱，会有混合型血脂异常的特点，即甘油三酯水平升高、高密度脂蛋白胆固醇（俗称"好胆固醇"）水平降低、低密度脂蛋白胆固醇（俗称"坏胆固醇"）水平升高。对患者来说，这种情况更危险。高血糖加高血脂可明显加速大、中动脉血管粥样硬化的进展。糖尿病患者往往伴有心、脑、肾等重要器官的组织改变。以心脏组织改变为例：由于高血糖和高糖化血红蛋白沉积于心肌，使心肌间质结缔组织增生，心肌收缩力和顺应性降低；心肌小血管内皮细胞增生、突起，致使小血管管腔狭窄并阻塞，这些病变均可使心脏增重、增大，心肌缺血，进而引起心功能减退——心力衰竭。同样，脑和肾脏也会出现糖尿病损害，尤其是糖尿病肾病是糖尿病常见的慢性微血管并发症，成为糖尿病主要死亡原因之一。

糖尿病合并高脂血症还会在糖尿病微血管病变的基础上再合并大、中动脉粥样硬化，更加重了相关器官的缺血，从而加速了器官功能减退和衰竭。据有关资料统计，有高脂血症的糖尿病患者，其冠心病发病率比无高脂血症糖尿病患者高 3 倍。糖尿病肾病的发生率约占糖尿病患者总数的一半。

糖尿病患者多数会合并高脂血症，故要加强防治，防患于未然。饮食治疗是控制糖尿病高血脂的基础，因此，患者在饮食和生活中应注意以下八个方面。

（1）注意控制膳食总热能：控制总热能有利于改善体内糖代谢状况和降低体重，从而间接地达到改善高血脂的目的。过多摄入热能，其中一部分转化成脂肪酸，会沉积于肝脏引起脂肪肝，这些都会加重高血脂程度，或使高血脂难以控制。

（2）控制脂肪的摄入：限制富含饱和脂肪酸的动物脂肪的摄入，如猪、牛、羊等动物脂肪，而应多食用富含不饱和脂肪酸的植物油，如菜籽油、花生油、玉米油、芝麻油等，但通常每日摄入油量不应超过 25 克。近年研究表明，摄入足量的 ω-3 系列长链多不饱和脂肪酸，有明显改善血脂的作用。亚麻籽油、橄榄油及一些海产动物脂肪中含有丰富的 ω-3 系列脂肪酸。

（3）限制胆固醇的摄入：血胆固醇轻度升高者，每日膳食中胆固醇的摄入量应少于 300 毫克；重度胆固醇升高的患者，每日胆固醇摄入应限制在 200 毫克以内。通常一个鸡蛋含有 250 毫克的胆固醇，因此建议患者每周食用鸡蛋不要超过 4 个。

食物中胆固醇主要来自动物性食品，蛋黄、动物内脏和脂肪、鱼子和脑等含胆固醇较高，应忌用或少用。另外，增加运动、减轻体重也是预防血胆固醇升高的有效办法。

（4）增加食物纤维摄取量：食物纤维可促进胆固醇从体内较快排出，对治疗动脉粥样硬化有较好的作用。提倡多吃含纤维素多的食物，如蔬菜中的芹菜、韭菜、豆芽、萝卜、海带；粗粮如燕麦片、全麦面包、玉米面、荞麦、杂豆等；或食用膳食纤维制品平衡膳食结构。

（5）限制饮酒：有报道认为每日饮少量的酒，如葡萄酒，可起活血化瘀作用，并可以提高高密度脂蛋白，对动脉粥样硬化有一定好处，但饮酒过多害处也同样很多（高甘油三酯血症、肝硬化）。因此，最好不饮酒，如饮请饮少量低度酒，如每日不超过 50 毫升（约 1 两）葡萄酒。

（6）限制钠盐：世界卫生组织建议摄取食盐量每天少于 6 克（包括酱油在内，5 毫升酱油含盐 1 克）。

（7）经常食用具有调脂作用的食物：如香菇中含有的香菇多糖，能使血液中胆固醇迅速转移到肝脏，从而使胆固醇下降；大蒜中含有的一种化合物能抑制体内胆固醇合成;豆类食物、绿茶、芹菜、大葱、洋葱、海产品等均已被证实能改善血脂。

(8) 适当参加体育运动:运动可促进血液循环,增加血液中高密度脂蛋白胆固醇浓度,显著降低血浆胆固醇和甘油三酯的含量。

糖尿病合并高血脂患者应对饮食有足够的重视,同时也无须过于担心,只要严遵医嘱、科学饮食、积极应对,告别高血脂并非难事。

反应性低血糖症的饮食治疗

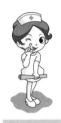

林女士:我常常在餐后出现心慌、出汗等症状,医生告诉我这是反应性低血糖。低血糖不是饿肚子的时候才会发生的吗?为什么我的低血糖是在饭后出现呢?

餐后低血糖反应又叫反应性低血糖。女性患者占多数,年龄偏低。主要表现为发作性的心慌、出汗、乏力,有"不由自主"感,并多在餐后2~4小时发生,因此得名。下列情况容易发生反应性低血糖:① 1型糖尿病早期;② 胃大部切除术后,又称饱餐后低血糖症;③ 胃肠功能异常综合征;④ 儿童、婴幼儿特发性低血糖症(含先天性代谢紊乱);⑤ 特发性(即原因不明性)功能性低血糖症及自身免疫性低血糖。

为什么患者进食后不久反而会引起低血糖发生呢?

通过临床观察和实验室研究发现,患有此病的人,平素多伴有程度不同的神经官能症,如睡眠差、情绪易激动、紧张、腹胀、大便秘结等,同时伴有胰腺分泌胰岛素功能敏感。

餐后血糖的增高,刺激胰腺产生过多的胰岛素,反而引起血糖下降,患者因此产生一系列不适表现。如果在病情发作的当时测定血糖,会发现血糖值是低下的,但由于这种机会不多,所以较难"抓住"犯病时的真实血糖水平,导致患者长期得不到明确诊断，或误认为心脑血管疾患。

由此可见，凡具有下述特点的患者应考虑到反应性低血糖的可能，应加强自我检测血糖。

（1）女性（男性也可罹患），年龄多在 20～40 岁。

（2）发作时心慌、出汗、无力，每次持续 0.5～1 小时。

（3）犯病时进食甜食可迅速缓解症状。

（4）不适症状易出现在餐后 2～4 小时，尤以进食高糖或高碳水化合物食物后易诱发。

（5）不进食反而少见低血糖反应。

（6）各种检查包括常规的血糖、尿糖、肝功能、肾功能均属正常。

（7）一般健康不受影响。

（8）无糖尿病家族史。

属于单纯反应性低血糖者，主要采取饮食调理并针对自主神经功能失调进行治疗。犯病时，不宜服用糖类食物，吃糖虽然能迅速缓解低血糖症状，但也可进一步刺激胰腺分泌胰岛素，从而加重病情。可立即吃些饼干、馒头片之类的食物。平时宜少吃碳水化合物，早餐最好喝不含糖的饮品。如伴有情绪焦虑、易激动、睡眠差等，还需配合一些药物治疗，如谷维素、健脑合剂、维生素等。

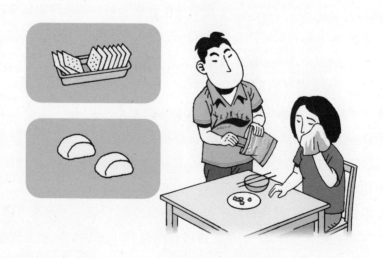

糖尿病便秘的饮食安排

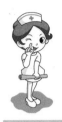

　　贾女士：我有10年糖尿病史，一直受便秘痛苦的困扰，吃了不少胃肠动力药，如吗丁啉和西沙必利等，可仍然不见效。饮食治疗对这种情况有方法解决吗？

　　糖尿病引起便秘的原因主要有以下几个方面。① 神经病变：高血糖对自主神经的损害，导致胃肠蠕动无力，大肠排空减慢，继而造成便秘。② 饮食不当：患者由于患糖尿病，对饮食存在多种误解，如进食过少过精，不敢吃水果。特别是老年糖尿病患者，他们有经济基础，很少吃蔬菜及纤维素食品，往往以高脂餐多见，加之代谢紊乱，蛋白质呈负平衡，以致腹肌和会阴肌张力不足，排便无力。另外，由于出汗多、年龄大，不能及时补充水分，且大多数患者较固执，对他们的健康教育往往不能达到预期效果。③ 运动量小：卧床时间长、活动减少、腹肌收缩无力。特别是老年糖尿病患者，由于年龄高，存在多种疾病，甚至患老年性痴呆症，生活完全不能自理，长期卧床，致腹肌收缩无力，肠蠕动减弱；有些患者虽然生活能部分自理，但他们的生活起居往往由家属或保姆替代，导致部分患者每次解便需用开塞露。④ 药物影响：为了解除失眠而滥用镇静剂，也是导致便秘的原因。⑤ 心理因素影响：便秘不但使患者痛苦，还会给患者造成心理负担，影响患者情绪，使胰岛素的对抗激素（如肾上腺素、肾上腺皮质激素、胰高血糖素等）分泌增加，成为血糖升高的诱因。如此就造成了恶性循环。

　　有研究显示，人在用力排便时，血压水平较平时可翻一番，许多患者收缩压可一过性达到200毫米汞柱以上。糖尿病患者多有视网膜微血管瘤或新生血管，瞬间的高血压可造成血管破裂，引起视网膜出血，导致失明。相当多的糖尿病患者伴有冠状动脉和脑动脉硬化，便秘可造成血压急剧升高，心脏负荷加大，诱发急性心梗的概率大大增加。所以，糖尿病患者出现便秘时一定要及时治疗。

控制血糖是治疗糖尿病并发便秘最行之有效的治疗方法。对于糖尿病便秘患者的饮食治疗,我们在糖尿病饮食的基础上还应当遵循以下原则。

(1)平衡膳食,适当增加食物纤维。糖尿病患者应当坚持均衡的营养素摄入,以维持机体的正常功能,在此基础上适量地增加食物纤维的进量,有以下益处:其一,高纤维食物可以降低餐后血糖,改善葡萄糖耐量,有减少胰岛素的用量以及降低血脂的作用;其二,能减缓糖尿病患者的饥饿感;其三,能刺激消化液分泌及促进肠道蠕动,预防便秘的发生。下列食物含纤维量较多,可作为糖尿病患者经常选吃的食品:绿豆、海带、荞麦面、玉米面、燕麦面、高粱米、菠菜、芹菜、韭菜、豆芽等。有一点必须注意,虽然食物纤维对糖尿病患者有好处,但是也不宜过分单一食用,凡事总有个度,糖尿病患者讲究营养平衡更为重要。

血糖控制平稳时(餐后 2 小时血糖在 10 毫摩/升以下),可选用水果,将水果的热能计入每日的总热能之内,减去相应的碳水化合物的量。吃水果最好在两餐之间,这样不至于血糖太高,又可防止低血糖的发生。水果中西瓜、苹果、梨、橘子、猕猴桃等含糖量相对较低,可以适当吃,而香蕉、红枣、荔枝、柿子、山楂等含糖量较高,尽量少吃。老年人蔬菜吃起来不方便,可以切碎、烧烂,制成菜粥、菜面,既可调味又可补充纤维。水果、蔬菜含有膳食纤维,膳食纤维能延缓血糖血脂吸收,保持大便能通畅并减少饥饿感。糖尿病患者不要限制饮水,适量饮水有利于体内代谢产物的排出和血糖稀释。

(2)多食维生素 B_1 含量丰富的食品。维生素 B_1 能保护胃肠神经和促进肠蠕动,多吃些富含维生素 B_1 的食物如粗粮、麦麸、豆类、瘦肉等,对治疗便秘有疗效。

(3)多多饮水保健康。鼓励多饮水。晨起空腹 1 杯淡盐水,对防治便秘会非常有效。

(4)慎用调味品。不用或少用刺激性食物或调味品如辣椒、咖喱粉、浓茶等。

糖尿病的中医病理主要为阴虚燥热兼有气血虚,因此在遵循上述原则的基础上,还可以利用一些食疗小偏方来辅助治疗。

菠菜拌麻油:鲜菠菜 250 克,麻油 15 克。

制法与用法:菠菜洗净,在沸水中氽 3 分钟取出,拌入麻油,佐餐食用。

适应证：用于燥热型糖尿病性便秘，有清热润燥、下气通便之功效。

青菜汁：青菜汁半小碗。

制法与用法：将青菜洗净榨汁后煎煮，代茶饮。

适应证：用于各型糖尿病性便秘，有通便之功效。

萝卜朴硝汁：鲜萝卜250克，净朴硝15克。

制法与用法：将鲜萝卜切片，与朴硝同入锅中，加水1 500毫升，至萝卜煮烂。取汁500毫升，分3次温服，1日服完。

适应证：用于肠胃燥结型糖尿病性便秘，有清热泻下、通便之功效。

荸荠(马蹄)汤：鲜空心菜200克，荸荠10个。

制法与用法：将荸荠去皮后，加空心菜同煮汤。每日分2～3次服食。

适应证：用于大肠热结型糖尿病性便秘，有清热润燥、通便之功效。

炒红薯叶：鲜红薯叶500克，食用油、盐适量。

制法与用法：将红薯叶加油、盐炒熟。佐餐食用，每日2次，连用数日。

适应证：用于糖尿病性便秘，对于糖尿病进食多者尤为适宜。

芝麻杏仁粥：黑芝麻、杏仁各30克，粳米60克，当归9克。

制法与用法：前3味浸水后磨成糊状，煮熟后用当归煎汁调服。每日1次，连服数日。

适应证：用于肠燥津亏型糖尿病性便秘，有滋阴生津、润肠通便之功效。

葱白阿胶：葱白2茎，阿胶10克。

制法与用法：水煮葱白，待熟后入阿胶烊化温服。每日1次，连服数日。

适应证：用于阴阳两虚型糖尿病性便秘，有通阳滋阴之功效。

火麻仁粥：火麻仁10克，粳米50克。

制法与用法：先将火麻仁捣烂水研，滤汁，与粳米同煮作粥。供晚餐食用。

适应证：用于津亏型糖尿病性便秘，有滋阴生津、润肠通便之功效。

松仁粥：松仁15克，粳米30克。

制法与用法：先煮粳米粥，后将松仁和水研末作膏，入粥内，煮二三沸。供晚餐食用。

适应证：用于肠燥津亏型糖尿病性便秘，有生津润燥、通便润肠之功效。

低蛋白质饮食在糖尿病肾病治疗中的作用

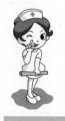

马先生：我父亲糖尿病出现肾脏并发症，医生说，需要低蛋白质饮食。多少以下算低蛋白质？低蛋白质是否意味着以后都不能食用肉、蛋、鱼、牛奶，一直素食吗？

医学营养治疗（MNT）是糖尿病肾病治疗的基础，其核心内容为优质低蛋白质饮食。低蛋白质饮食可以减轻患者体内含氮代谢产物的潴留、聚集，改善糖尿病肾病时异常的血流动力学，预防高蛋白质饮食所带来的肾小球高灌注、高滤过，减少蛋白尿，减轻胰岛素抵抗，预防营养不良的发生。

但是，在未发生糖尿病肾病时，糖尿病患者往往采取严格限制碳水化合物适当提高蛋白质摄入的饮食方案。因此，一旦诊断出糖尿病肾病，应立即接受营养师或营养医师的指导。及早调整饮食结构，以防高蛋白质饮食对肾脏造成进一步的损害。

优质低蛋白质饮食在延缓慢性肾脏疾病（CKD）进展中的作用与效果已经成为不争的事实。我国自 2004 年由肾脏病专家及糖尿病专家联合推出的《慢性肾脏疾病蛋白营养治疗共识》中即已提出，从出现显性蛋白尿起即需适量限制饮食蛋白质，推荐蛋白质摄入量为每日每千克理想体重 0.8 克[g/(kg·d)]。从肾小球滤过率（GFR）下降起，即应实施低蛋白质饮食，推荐蛋白质摄入量为每日每千克理想体重 0.6 克，并可同时补充复方 α-酮酸制剂每日每千克理想体重 0.12 克。

2013 年美国糖尿病协会（ADA）颁布的糖尿病治疗指南中对于糖尿病伴有早期慢性肾病和晚期慢性肾病患者，推荐蛋白质摄取量分别减少到每日每千克理想体重 0.8～1.0 克和 0.8 克。指南指出，低蛋白质饮食可改善肾功能（尿蛋白排泄率、肾小球滤过率）。

我国的指南与美国 ADA 指南的不同之处在于我国专家建议的蛋白质推

荐水平低于美国 ADA 的建议,究其原因可能与饮食习惯不同有关。西方的饮食结构之下,做到蛋白质摄入量在每日每千克理想体重 0.8 克已经十分不易,0.6 克则十分困难。即使在我国,如果主食不采用麦淀粉饮食替代也难以真正做到每日每千克理想体重 0.6 克蛋白质摄入量。

每日每千克理想体重 0.8 克蛋白质摄入量还勉强属于正常蛋白质摄入水平,是正常摄入水平的低限,这样的饮食结构下,蛋白质所提供的热能大约相当于总热能的 10% 左右。

但是每日每千克理想体重 0.6 克蛋白质摄入量就已经属于低蛋白质饮食了,在这种情况下,若总热能摄入不足,很容易出现营养不良。因此,中国的指南建议中强调此时应配合补充复方 α-酮酸制剂每日每千克理想体重 0.12 克,以预防营养不良的发生。

在实施低蛋白质饮食时供给足够的热能,可以预防患者出现营养不良。每日每千克理想体重供给 30～35 千卡热能,对于大多数患者可以维持目前的体重并有所增加。但是,对于本身合并肥胖(BMI＞28)的糖尿病肾病患者,控制体重,改善胰岛素抵抗,有助于血糖控制。进而也可以起到延缓肾功能损害的作用,也是治疗的重点。因此,热能供给应适当下调,根据患者的具体情况,每日减少 250～500 千卡可以帮助患者逐渐减轻体重,以达到和维持理想体重为目标。

对低蛋白质饮食最大的质疑就是容易出现蛋白质热能营养不良。为预防营养不良的发生,首先,要供给患者足够的热能,每日每千克理想体重应供给 30～35 千卡热能。其次,就是在采用每日每千克理想体重 0.6 克蛋白质摄入量时一定要同时给予 α-酮酸制剂治疗。

α-酮酸含有必需氨基酸的碳骨架,它可以利用体内含氮的代谢产物所提供的氨基合成为必需氨基酸,因此可减少尿素(蛋白质的代谢废物)合成,减轻氮质血症。同时,可以促进患者体内的蛋白质合成,预防营养不良的发生。由于食用补充氨基酸和酮酸的低蛋白质饮食能降低尿蛋白的排泄,而有助于血浆白蛋白升高和维持营养状态各项指标于正常范围。多项研究显示,在尿毒症患者中采用极低蛋白质饮食添加酮基类似物,可以纠正大多数患者碳水化合物代谢紊乱,包括增强胰岛素敏感性、改善胰岛素抵抗、减轻高胰岛素血症等。

另外,在对糖尿病肾病患者实施低蛋白质饮食时,还要求优质蛋白质的比例达膳食总蛋白质的50％以上。这也是提高蛋白质利用率,预防营养不良的一个关键点。所谓优质蛋白质包括动物蛋白(肉类、鱼类、奶类)和大豆蛋白两类。

糖尿病肾病营养治疗的重点在于优质低蛋白质饮食,在实施过程中要注意监测患者的营养状况,预防营养不良的发生。

肾功能不全能否摄入豆制品

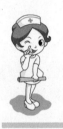

方女士:我母亲患糖尿病肾病,血脂情况也不好,听说豆制品对于高血脂患者是理想的食品,但是很多肾病病友告诉她肾脏不好要禁忌豆制品。是真的吗? 为什么要忌食豆制品?

大豆类食品营养丰富,富含优质蛋白质、不饱和脂肪酸、大豆异黄酮以及多种微量元素、维生素,并且不含胆固醇,是大众餐桌上的美食,也是很多心血管合并血脂紊乱患者的理想食品。然而同样罹患高血脂,肾病患者对大豆类食品却只能望而却步、退避三舍。这是为什么呢? 通常慢性肾病患者在确诊为慢性肾病后,十有八九会被告知日常饮食应有所忌口,"豆类、海鲜不能再吃了"。于是家人或是把家中的豆浆机悄悄藏起,或是把豆制品从购物单上彻底划除,直到"肾病患者不吃豆制品"成为一个金科玉律、一项日常习惯。那么,这种说法是否正确,有无科学依据? 总结下来,目前支持这种说法的理论依据有两点。

(1) 非必需氨基酸说:慢性肾病患者最大的特点就是蛋白尿,大量蛋白质从肾小管滤出后经尿液流失,不但使机体营养物质丧失,而且加重肾小管间质损害及纤维化。因此目前主张肾病的早期阶段就应该限制蛋白质摄入量,因为高蛋白质饮食加重肾小球高滤过状态,增加肾小球的血流量和压力,促进肾小球硬化,还增加尿蛋白排泄而加重尿蛋白的损伤作用。临床研究显示,低蛋白质饮食可减少尿蛋白排泄。对已有大量尿蛋白、水肿和肾功能不全的患者,除限制钠(每日不超过 2 克)的摄入外,对蛋白质的摄入宜采取"少而精"的策略,建议蛋白质每日每千克体重摄入量不超过 0.6～0.8 克(若体重为 50 千克,每日蛋白质的摄入量不超过 30～40 克),且以高效价的动物蛋白为主,如牛奶、鸡蛋、肉类等。所谓的高效价蛋白质是指含有较多的必需氨基酸,为人体所需要。优质低蛋白质饮食,这一点是公认的、无可置疑的。然而豆制品的反对者认为豆制品含有较多的非必需氨基酸,长期大量食用,引起肾小球损伤或硬化,同时体内生成的含氮废物增多,加重肾脏的负担,使肾功能进一步衰退,因此绝对不能食用。

(2)高磷食物说。肾小球滤过率降至 25～30 毫升/分时,磷滤过排出减少,导致血磷升高。若肾功能进一步恶化,常常伴发继发性甲状旁腺功能亢进,骨骼中钙磷释放增加,血磷的升高难以控制,因此理想的治疗膳食应降低磷含量。反对者认为豆制品普遍含磷量高,摄入豆制品将进一步加重高磷血症。

诚然,慢性患者的确需要优质低蛋白质低磷饮食,但是,是否如反对者所认为的大豆制品是含非必需氨基酸多的富磷食品呢?让我们来看一下数据。

100 克大豆、鸡蛋、猪肉的蛋白质(克)和各种氨基酸(毫克)含量对比表

蛋白质、氨基酸构成	大 豆	鸡 蛋	猪 肉
蛋白质	33.1	12.2	19.6
异亮氨基酸	1 250	720	700
亮氨酸	2 370	1 080	1 590
赖氨酸	1 990	840	1 690
蛋氨酸	240	440	290
胱氨酸	540	50	210
苯丙氨酸	1 860	680	830
酪氨酸	1 330	510	830
苏氨酸	1 190	600	920
色氨酸	450	200	60
缬氨酸	1 140	700	750
组氨酸	800	250	650

从蛋白质和氨基酸构成可见,大豆蛋白质含量最高,其氨基酸的组成中

蛋氨酸为限制氨基酸，除此之外，其余各种必需氨基酸的组成比例均与全蛋白和猪肉接近。经消化率修正氨基酸评分（PDCAAS）是目前最为广泛应用的评价蛋白质构成和利用率的方法，它综合了三个参数：蛋白质内必需氨基酸含量、蛋白质消化速率和该蛋白是否满足 2～5 岁儿童的生长发育需求，是世界卫生组织/粮农组织联合推荐用以评价蛋白质质量的指标。经检测大豆蛋白的 PDCAAS 和其他蛋、奶一样都是 1.00。由此可见，大豆蛋白属于优质蛋白质。

我们再来看看磷含量：100 克黄豆的含磷量为 418 毫克，属于高磷食品；其他如豆腐皮（494 毫克）、腐竹（655 毫克）、豆腐干（408 毫克）等磷含量也不低，但是南豆腐的含磷量仅为 76 毫克，豆浆更低，为 21 毫克，完全可以选用。此外，豆制品的每日摄入推荐量比较低，每日 25 克的豆腐干磷含量只有 102 毫克，类似于 50 克鸡腿（135 毫克）。因此，数据表明在坚持低蛋白质的原则下，肾病患者完全是可以摄食大豆制品的。

临床研究的结果也证实，与动物蛋白相比较，大豆蛋白能有效降低蛋白尿、延缓肾功能恶化进展。国外学者曾对 41 名 2 型糖尿病肾病患者进行了一项长达 4 年的临床随机对照研究，结果发现大豆蛋白组与对照组相比，蛋白尿下降，肾功能指标也得到相应改善，同时总胆固醇、甘油三酯等指标改善更显著。

所以，肾病患者可以摄食豆制品，前提是要坚持优质低蛋白质饮食，优质蛋白质包括动物蛋白（肉类、鱼类、奶类）和大豆蛋白（豆类和加工豆制品）两类，即豆制品也是能吃的，但要控制一定量的摄入。

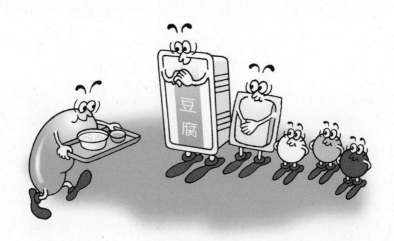

糖尿病治疗的新选项——代谢手术

2 型糖尿病是传统的内科疾病。经手术治疗 2 型糖尿病，源于美国外科医生 Pories 的发现，他从肥胖患者的减重手术中得到了启发，经过多年的临床观察，他发现这种手术对肥胖的 2 型糖尿病患者能达到治愈的效果。这一里程碑式发现刷新了人们对糖尿病的认识，打破了糖尿病不可治愈的传统观念。

我国从 21 世纪初引入这一技术，逐步在临床上尝试和推广。和很多患者一样，我们作为医生也经历了从排斥、怀疑到尝试、信服这样的心路历程。经过国内外多年的临床实践反复证明：这一技术对于特定的患者群确实是行之有效的！近几年广大医生及民众对代谢手术的接受度、认可度也明显提高。当然，这项技术本身也在不断成长和改进，以使患者能获得最大的手术收益，尽量减少、减轻并发症。

本章节汇集了关于代谢手术最常见的临床问题，希望您的疑问能从中找到答案。

代谢手术的来龙去脉

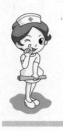

代谢手术是近十几年临床出现的新技术、新方法。它给肥胖的 2 型糖尿病患者一个新的选择和契机,成为目前临床关注的热点。

代谢手术是从减重手术逐渐演变而来,减重手术的历史可以追溯到 20 世纪 50 年代。第一个尝试减重手术的外科医生是 J. H. Linner 和 A. J. Kremen,他们在 1954 年进行了第一例减重手术,其手术原理是建立空-回肠短路,旷置了大部分的小肠,以减少食物在小肠的消化和吸收。同一时期,另一位瑞典医生 Henriksson 也进行了尝试,所不同的是,他将旷置部分的小肠切除了。尽管空-回肠短路手术减重效果良好,但出现了一些并发症如腹泻、夜盲症、骨质疏松、蛋白质营养不良及肾结石等。1963 年,Payne 和 DeWind 医生改良了手术,将十二指肠与大肠连接,术后患者仍有顽固腹泻。1970 年,Scott 等为减少并发症而尝试缩短旷置小肠的长度。1978 年,Scopinaro 等首次施行了胆胰转流术,保留了上半部分的胃,使患者能进食较多的食物以增加饱感,食物进入胃囊后通过吻合口进入小肠,再进入胆胰支,距离结肠仅 50～100 厘米(正常人小肠长达 500～600 厘米)。此术式与胃转流术有相近之处,只是小肠末端距离结肠更近,因而营养吸收更少,长期随访发现它可以减少 72% 的多余体重。1982 年,Mason 发明了一种垂直胃绑带术,他在贲门下方塑造一个小胃囊,在小胃囊的出口处套上一个硅胶或聚丙烯的套环以限制食物的流量,尽管这个方法术后早期并发症少,但后期会出现胃囊扩大,因此会出现复胖,需要定期手术调整胃囊大小及套环位置。1988 年,Hess 等改良了胆胰转流术,创造了十二指肠转位术。从解剖上说,十二指肠转位术与胆胰转流术的不同在于垂直切除部分胃,形成管状胃,该术式增加了胃限制,还可减少胃溃疡和倾倒综合征的发生。

之后,Mason 和 Ito 又发明了 Roux-en-Y 胃转流手术(RYGB),在胃的上部先做成一个小胃囊,出口处与小肠相连,小胃囊的作用是减少摄食和消化,这个术式虽然操作比较复杂,但远期减重疗效较好,营养相关的并发症也比较少。早先,人们对小胃囊该留多大容积并不知道,全凭个人经验,直到后来外科医生逐渐摸索发现留 20 毫升比较理想,形成了目前的标准手术参数。

另一种限制性手术是胃绑带术,1976 年由 Wilkinson 首创。他用一个直径 2 厘米的聚乙烯纤维套管固定在胃的上部,形成一个"胃囊"以限制进食、增加饱感。1980 年 Molina 改良了手术,减少了胃囊的容积并用涤纶代替了聚乙烯,最终这两种材料都被硅胶所代替。1983 年,Kuzmak 成功用硅胶做成直径 1 厘米的套环,"勒"在胃的上部形成一个 30~50 毫升的小胃囊。1986 年,Kuzmak 又设计了可调节的硅胶套环,有一个管道连到患者皮下,通过注水调节套环直径。1994 年,Belachew 成功施行了第一例腹腔镜可调节胃绑带术。2001 年第一例袖状胃切除术成功施行,90％的胃被切除,剩下的胃被塑形成"管状"或"袖状",故叫作"袖状胃"。此术式由于保留了幽门,故倾倒综合征发生较少。

经手术治疗改善和缓解 2 型糖尿病,源于 Pories 等的发现,他在实施 RYGB 治疗病态肥胖症患者时,偶然发现其中合并 2 型糖尿病的患者在术后体重明显减轻的同时,血糖也迅速恢复了正常,甚至有些患者能长期摆脱原有的降糖药物。1995 年,他在《美国外科学年鉴》发表论文——《谁能想到,手术居然是治疗 2 型糖尿病最好的方法》,文章一经问世引起巨大反响。从此,围绕糖尿病手术治疗的临床及基础研究不断涌现。Rubino 认为此项手术对 2 型糖尿病治疗意义已经超越了对肥胖症的治疗意义,其对多种代谢指标的改善均有治疗意义,且治疗机制涉及内分泌激素的调整,因而称其为"代谢手术"似乎更合适。

改名背后的玄机

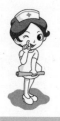

　　代谢手术早先被称为"减重手术"，后来逐渐改为现在的名字，为什么要这样改呢？

　　半个多世纪以前，J. H. Linner 和 A. J. Kremen 开创了手术治疗严重肥胖症的新纪元。尽管人们后来发现这样的手术不仅减肥，还能治疗 2 型糖尿病，但大家还是把它习惯性地称为"减重手术"，因为人们起初的认识比较简单：手术把胃肠道的容积缩小了、长度缩短了，摄食及食物的吸收自然减少，人就慢慢瘦下来了。有没有道理？当然有！但后来人们发现实际情况远比想象的复杂，不少其他节食减重的方法其实并不能达到与手术相近的效果。

　　随着研究的深入，人们逐渐发现还有很多因素参与了糖尿病的缓解，其中最受关注的就是胰高血糖素样肽 1（GLP - 1），它是由小肠细胞分泌的一种肠促胰岛素，有很多神奇作用，包括抑制胃肠蠕动、增加饱腹感；向下丘脑的摄食中枢传递饱感信号，减少进食；促进胰岛 B 细胞增殖，改善胰岛分泌功能等。由于手术后小肠有效距离缩短，食物可以尽早与小肠接触，使 GLP - 1 的分泌相应提早，这对改善胰岛素的早期分泌有很好的作用。当然还有其他很多胃肠道激素包括神经肽 Y（PYY）、胆囊收缩素（CCK）、Ghrelin、瘦素等的参与。除此之外，肠道菌群的改变及胆汁酸循环的改变也对糖尿病的缓解贡献很大。所以说，这些内分泌代谢激素的变化以及手术对机体代谢的影响远远超过了"减重"的范畴，用"减重手术"已经不能囊括它的特点了。

　　另一个原因是手术的目的与以前有所不同。"减重手术"顾名思义，就是为了减重减肥，但现在认为：减重其实不是最终目的，关键是改善一系列与肥胖有关的代谢性疾病，如糖尿病、脂肪肝、高血压病、血脂异常等；近年来又扩展到肥胖引起的睡眠呼吸暂停综合征（俗称"鼾症"）及骨关节炎等。以往，鼾症的治疗都是通过佩戴呼吸机、扁桃体切除术等治疗，但后来发现如果是由肥胖引起的鼾症,采用这些传统的治疗措施并不理想,只有通过代谢手术有效减重后才能明显改善"打鼾"的问题。更为有趣的是,很多代谢异常如脂肪肝、高血压、高血糖等,往往在术后体重还未明显下降时就有明显改善了。

近年来,外科医生 Rubino 系统总结了这类手术的特点和作用机制,建议用"代谢手术"代替"减重手术"的说法,我们觉得这种提法较好地体现了人们目前对这个手术的认识水平。

内科病为啥能够手术治

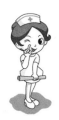

　　李先生糖尿病多年,一直吃药控制。因为体形肥胖,得吃好几种药才能控制住血糖。前几天电视上"名医大会诊"栏目请了几个内分泌科的医生讲糖尿病防治,其中提到现在有个"代谢手术"可以治疗肥胖型的 2 型糖尿病,李先生听了怦然心动,难道糖尿病能像胆囊炎、阑尾炎那样开刀"根治"?

　　"糖尿病"从来都是内科疾病,治疗手段无外乎饮食控制、运动、药物治疗、血糖监测、糖尿病教育这样"五驾马车",而现在又多了一项手术治疗的方法。那么,传统的内科疾病怎么能通过外科手术治疗呢?这到底有怎样的玄机呢?当然,有人会想到:手术以后胃变小了,自然就吃得少了,食物的吸收也少了,所以人就瘦下来了,血糖也随之下降了。这种解释确实有一定道理,但只是其中一小部分原因。

　　关于手术治疗糖尿病的机制还有很多方面,包括"前肠假说"、"后肠假说"、胆汁酸循环改变、肠道菌群改变等学说。

　　所谓"前肠假说"是指小肠的前部存在一些对食欲以及血糖有不利影响的因子或激素,进行胃转流手术后,食物不再通过小肠的前部,那些对食欲及血糖有不利影响的因子分泌由此减少;所谓"后肠假说"指的是小肠的后半段存在一些对血糖、胰岛细胞功能有益的因子或激素，其中最受关注的就是胰高血糖素样肽1（GLP-1），它是一类肠促胰岛素，主要由位于远端肠道的细胞所分泌，它有很多作用——能增加胰岛素分泌、促进胰岛B细胞增殖、抑制胃酸分泌和胃排空、抑制食欲、增加饱腹感等，代谢手术后未消化或部分消化的食物提前送达远端肠道，引起GLP-1分泌增加，从而在术后迅速改善患者的血糖状况。这样一来，不利的因子减少而有益的因子增加，重新建立了新的平衡。

　　胆汁酸除了能调节脂代谢以外，还能改善血糖和促进能量消耗。近年的研究发现：胃转流术后胃肠道解剖顺序的重排有可能影响到胆汁酸的肠肝循环而改变其在肠道的浓度，大量胆汁酸能快速接触到远端肠道的细胞而促进GLP-1的分泌，从而发挥降糖作用。

　　另一个备受关注的学说是肠道菌群改变学说，由于代谢手术后消化道的微环境发生了较大变化，这些变化以及机体饮食的量和种类，最终都能影响肠道菌群的种类和数量。有研究发现胃转流术后厚壁菌减少、变形菌增多等变化，这些菌群的变化与术后代谢状态的改善和炎症反应的减轻有密切关系。

　　当然，代谢手术治疗糖尿病的机制非常复杂，目前还没有完全清楚。有句老话叫"牵一发而动全身"，人体是个复杂严密的系统，这些现象背后的原因还需要我们不断去探索和解密。

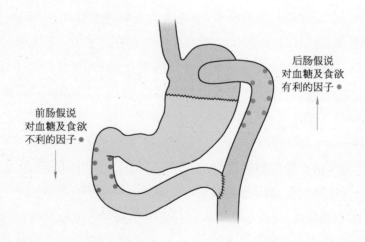

代谢手术不是吸脂减肥术

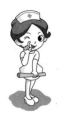

张女士由于多年体形肥胖饱受困扰,尝试过很多减肥方法都没太大效果,还曾经听信广告做了"吸脂术",虽然术后体重减轻了点,但很快又长回去了。前段时间单位体检又查出患有糖尿病。由于肥胖严重,医生建议采取"代谢手术"治疗,张女士一听就直摆手说:"我做过手术,没用的!"

一提到"减重手术""代谢手术",很多人会联想起前些年很热门的"减肥吸脂术",以为都是差不多的方法。其实这两者区别很大。很多人会误解,认为不管采用什么方法,只要体重减轻,身材恢复,那么就可以避免因为肥胖而引发的高血压、糖尿病、冠心病等疾病。其实并不是那么简单。

首先我们一定要清楚,所谓"吸脂术"只是减少了腹部的皮下脂肪。那么,皮下脂肪又是怎么回事呢?腹部的脂肪可以简单地分成皮下脂肪和腹内脂肪。皮下脂肪是贮存于皮下的脂肪组织,在真皮层以下、筋膜层以上。皮下脂肪的主要作用为隔热和储存节余的能量;在冬眠的哺乳动物中,皮下脂肪几乎提供过冬的全部能量。腹内脂肪是围绕在腹内脏器如肝脏、肾脏、肠管等周围的脂肪组织。虽然同样是脂肪组织,但两者的性质有很大区别,腹内脂肪可以分泌很多有害的"脂肪因子",引起胰岛素抵抗、炎症反应等,肥胖带来的诸多危害其实都是这些腹内脂肪引起的;相反,皮下脂肪倒是对人体有很多益处。吸脂减肥只是减去皮下脂肪,起到局部改善体形的作用,并不减少腹内脂肪,所以并没有改变肥胖的核心问题,相反还会对健康带来负面影响,因此并不建议采取这种方法。

真正的代谢手术是指通过改变胃肠道的容积和(或)解剖顺序,从而改变进食数量、食物流向及胃肠道激素的分泌模式等,进而达到整体减重,尤其是达到减少腹内脂肪数量的目的。具体术式包括胃绑带术、袖状胃切除术、胃转流术等。这些方法经过多年的临床实践,表明可以明显改善胰岛素抵抗和炎症反应,减轻肥胖带来的诸多危害,对 2 型糖尿病也有很好的缓解作用。世界著名球星马拉多纳,2005 年在意大利接受了减肥治疗,首先使用胃内水球减肥 15 千克,使心脏功能得以改善至可接受进一步手术治疗,在施行了胃转流手术后,马拉多纳成功减肥复出。

手术方式各有利弊需慎选

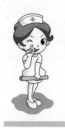

代谢手术经多年的发展形成了许多术式,每种术式各有利弊,适合于不同的病情和个体状况,因此在临床上应该全面考虑、慎重选择。

代谢手术术式较多,主要包括可调节胃绑带术、袖状胃切除术、胃转流术、胆胰转流术等。可调节胃绑带术是在胃贲门附近绑上一硅胶套圈,其松紧通过注水或放水来调节。手术的主要目的是减少进食数量,手术后,患者略食即饱。它是减重及治疗肥胖相关代谢疾病手术中相对简单、安全性极高的一种术式,它的优点是不损伤消化道,手术时间短,患者恢复很快,不影响营养吸收,可调节且完全可逆。但缺点是需要经常就诊,调节绑带的松紧,由于远期疗效较差,现在临床应用逐渐减少。

袖状胃切除术的基本方法是将胃纵行切除,使原来的膨大的胃成为像肠管一样,从而缩小了胃的容积,使食物进入和在胃内消化吸收减少;同时也切除了胃壁中大部分内分泌细胞,手术后食欲下降,从而达到减轻重量的目的。与另外两种减重手术相比,袖状胃切除术技术难度最小、手术最简单、最安全,对术后营养障碍影响也最轻,但对糖尿病的治疗效果略差。

正常情况下食物经过胃、十二指肠、空肠和回肠,并被消化吸收。胃转流术在未切除任何组织或器官的情况下,通过胃部分阻断、胃-肠吻合、肠-肠吻合等改变了食物的生理流向,同时对胃肠道内分泌激素的分泌模式有重新调整的作用,从而起到限制进食、增加饱感、减轻胰岛素抵抗、改善胰岛细胞功能等作用。其对糖尿病的远期治疗效果优于袖状胃切除术,但营养并发症略多于前两种术式,需长期补充维生素及微量元素。它是目前临床上应用最为广泛的术式,适合于大部分的肥胖型2型糖尿病患者。

胆胰转流术是将部分胃切除,将残余胃与小肠末端吻合,胆胰支则与距离回盲瓣50厘米处的回肠吻合,将胆汁、胰液转流至回肠,减少胆汁、胰液与食物的混合时间,进而减弱消化吸收。这种术式减重及治疗糖尿病的效果是最好的,但术后并发症尤其是营养并发症也是最多、最严重的,故在临床上仅适用特别肥胖的患者(体质指数≥50),目前在国内还没有开展。

总之,代谢手术术式较多,每种术式各有特点、各有利弊,在选择上需要结合患者的个体情况,权衡利弊、综合考虑。

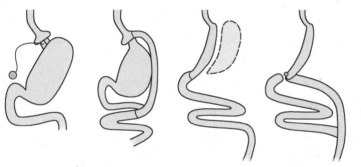

可调节胃束带术　　胃绕道旁路手术　　袖状胃切除术　　胆胰十二指肠开关术

一刀不能两断!

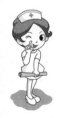

　　小李以前是运动员,6年前退役。后来慢慢长胖了,婚后体重更是猛增,与以前真是判若两人。最近他在社区体检又查出患有"糖尿病",报纸上说现在糖尿病有了新方法,可以通过一种"代谢手术"彻底断根。事不宜迟,小李并未细想,急匆匆来到医院要求尽快手术。

看门诊的时候，有不少肥胖的 2 型糖尿病患者来了解代谢手术，对手术的"积极性"非常高，几乎没任何问题要问。我不禁觉得奇怪："难道你对代谢手术已经了解得很清楚了？没有任何的疑问、担心或顾虑？"他们的回答往往令我哭笑不得——"医生，关于手术我已经很清楚了。糖尿病患者最痛苦的就是不能吃、不敢吃，开了刀以后就无所谓了，啥都能吃了，这叫一劳永逸，赶快帮我安排手术吧！"

还记得早先看到的一篇科普短文，内容写得不错，介绍了代谢手术的方式和机理，但看了标题令人感到不安，它的标题是《糖尿病手术——与糖尿病一刀两断》。

这两种说法其实是一回事，都把手术当成解决糖尿病的"必杀技"，认为手术能够让自己今后彻底与糖尿病"绝缘"，其实这反映出有些患者对代谢手术本身和糖尿病的发病机制认识不足。

首先，2 型糖尿病和肥胖有些共同的发病机制，比如吃得多、动得少，能量的摄入远大于消耗，久而久之，过多的能量聚积在体内，造成肥胖甚至 2 型糖尿病。所以说饮食控制和运动始终是糖尿病治疗的基石。尽管有些患者通过手术达到了糖尿病完全缓解的程度，摆脱了原有的降糖治疗，但也应该继续坚持饮食控制及运动的基本原则，如果还是饮食无度、忙于应酬，难免重蹈覆辙，和糖尿病、肥胖"第二次握手"。

另外，代谢手术尽管对肥胖的 2 型糖尿病患者疗效很好，超越了传统的内科治疗，但完全"根治率"一般在 60%～80%，这已经是一个非常了不起的数字。由于存在个体差异，加之术前的某些因素都会影响到手术的最终疗效，比如年龄、糖尿病病程、术前胰岛功能、体型等。一般说来，年龄轻、糖尿病时间短、特别肥胖、胰岛功能好的患者往往手术获益较大，达到"完全根治"的可能性较大；而年龄偏大、糖尿病时间久、胰岛功能较差的患者一般只能达到"部分缓解"的程度，也就是说可能还需要保留少量的降糖药物，不一定能达到"不打针、不吃药"的程度。

总之，我们要对代谢手术有客观、全面的认识，不能把它当成治疗糖尿病的"神刀"，那些"一刀两断""一劳永逸"的想法完全是不科学的。要知道——"管住嘴、迈开腿"始终是代谢性疾病预防和治疗的不二法门！

术前该做些什么准备

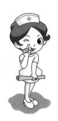

张阿姨患肥胖、糖尿病多年。2周前已和医生约好近期住院准备进行代谢手术治疗。一想到术后身材可以苗条下来,血糖也能控制得更好,心里非常开心,充满期待!但一想到今后饮食要受到这样那样的限制,心情也很矛盾。有的朋友这样开导她:索性趁开刀前放开肚皮吃个够吧,估计以后难有这样的机会了!这样做对吗?

其实在临床上,像张阿姨这样想法的患者真的不在少数,我们会经常碰到这样的例子。很多人会想:反正马上要开刀了,一切都会好起来,暂时放纵一下又有何妨?再说,开刀后要遵从医生医嘱,基本上不能大吃大喝了,何不趁现在过把瘾!这种想法可以理解,但真的这样做了对身体还是有很大伤害的。那么对于即将接受手术的患者来说,应该做好哪些准备呢?

首先,要做好心理上的准备。毕竟,手术是一种有创治疗,有点恐惧、害怕、担心都是很正常的。但也不必过分紧张,我曾经碰到一个患者,约好手术后每天越想越害怕,越想越恐惧,以至于睡不着觉、上不了班,非常焦虑,最后

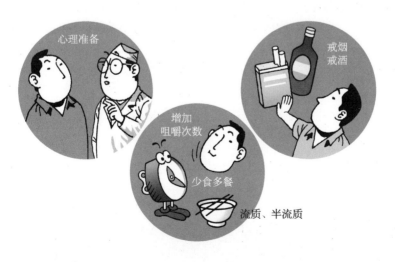

来找我们说他已经快崩溃了，决定放弃手术。所以手术前我们首先要调整好心态，从容面对，过度担心只会适得其反。

第二就是要做好生活习惯上的调整适应，最重要的是按照医生饮食要求开始适应术后的饮食，比如开始吃流质半流质饮食、每顿控制一定的数量、每口饭增加咀嚼次数、少食多餐等，预先体会一下术后饮食的感觉。其实，大部分患者通过这样的适应性训练，体重及血糖在术前就会有一定的改善，这也给手术创造了好的条件。切忌术前暴饮暴食，这样一来胃肠得不到休息，另外血糖也不容易控制，给手术及术后的恢复增加了困难。

第三就是要戒烟戒酒，吸烟对心肺功能影响很大，尤其是烟龄长的患者。尽管有的患者平时感觉不到什么不适，但血气分析一查血氧浓度偏低，这就提示心肺的储备功能已经受损，会给手术麻醉带来不利影响。我就遇到过这样的患者，为此不得不暂停手术，回家戒烟并进行呼吸训练，待血气指标恢复正常后再来预约手术。饮酒本身对肝、胃都有刺激作用，而代谢手术就是在胃肠"做文章"，所以一定要在术前保护好它们，不要额外受到一些不良的刺激。

代谢手术目前从技术上来说已经非常成熟，尽管会碰到一些并发症情况，但患者大可不必为此忧心忡忡，瞻前顾后，要以振作的精神、坦然的心态、科学的态度去迎接一个全新的自己！

为什么同病不能同治
——代谢手术的适应证与禁忌证

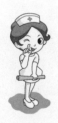

马大姐今年48岁，得糖尿病好几年了，每天要吃好几顿药，真是不胜其烦。这不，她的邻居宋大爷也是"老糖"了，前些天在我院进行了胃转流手术，效果非常好，这让马大姐心动不已，于是也来到我院。结果医生告诉她体形不够肥胖，不适合手术！马大姐很不理解，为什么不胖就不能开？宋大爷年龄比自己还大、糖尿病时间比自己还长，为什么倒可以开？

代谢手术的出现,为 2 型糖尿病的治疗增添了新的选择,尤其给那些肥胖型的 2 型糖尿病患者一个"重生"的机会。但是,任何方法都是有适用范围的,手术并非是"包打天下"的超级武器。不少患者一听说有这个方法,不加了解就兴冲冲跑到医院要求手术,结果发现自己的情况并不适合,乘兴而来,败兴而归。有的患者甚至还对医生产生了误解,认为医生不肯帮助自己,我在平时门诊上就多次遇到这样的情况。

那么什么样的糖尿病患者才可以考虑手术呢? 一定要同时满足以下几个条件:① 必须是 2 型糖尿病患者。也就是说,1 型糖尿病和妊娠糖尿病肯定是不行的,而有少数的特殊类型糖尿病如 Prader-Willi 综合征等目前处于临床探索阶段。② 体质指数≥27.5。往往越是肥胖的患者手术效果越理想,有些体质指数偏小的患者即使采用了手术,效果也欠佳。③ 年龄 16~65 岁,由于考虑到身体发育、手术耐受、手术收益风险比等诸多问题,所以目前把年龄定在这个范围。当然这个范围在临床实际操作中可以结合患者的意愿、身体实际状况适当放宽,但总的说来,越是年轻的患者手术效果越好。④ 糖尿病病程≤15 年,目前很多研究发现,糖尿病病程的长短与术后疗效关系密切,病程越短的患者疗效越好。一般来说,病程 5 年以内的疗效最佳,超过 10 年的术后缓解率会明显下降,超过 15 年的就不建议手术了。⑤ 术前要有一定的胰岛功能,空腹的 C 肽水平≥1 纳克/毫升(ng/ml),胰岛功能的好坏直接影响术后的疗效。很多研究证实:术前 C 肽水平越高的患者预示术后疗效会越好。

当然,除了这些适应证外,还有一些手术的禁忌证,比如 1 型糖尿病或妊娠糖尿病及体形不够肥胖的患者;对手术抱有过高期望、超过实际情况的患者;有智力严重障碍、精神类疾病、对术后随访或饮食管理不能配合的患者以及有精神类药物或酒精滥用史,行为难以控制的患者等。

医生在考虑某个患者能否施行代谢手术时,往往需要通盘考虑适应证和禁忌证才能做出综合判断,只有严格掌握适应证和禁忌证,才能保证手术在安全科学的框架下合理开展,避免手术的不恰当应用,免得"好心办坏事"。

术前检查知多少

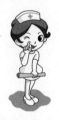

　　金先生以前是举重运动员,体格健壮。两年前退役后很快体形越发肥胖,虽然只有三十几岁,但走路时关节都很疼,晚上睡觉打呼噜也很厉害,血糖、血压也越来越难控制。医生说这一系列的问题都是肥胖带来的。最近看到电视上介绍"代谢手术"能帮助自己解决肥胖问题,金先生很高兴,想尽快手术。可医生说还要先住到医院进行全面的检查评估。金先生说自己原来是运动员,体质很好,肯定没问题! 可医生还是坚持按正规流程做完检查再安排手术,这是为什么呢?

　　代谢手术与其他的外科手术还是有很大差别的,由于它面对的对象是肥胖及糖尿病患者,而它们是传统的内科疾病。来准备手术的患者往往抱有比较高的期望值,而糖尿病本身又比较复杂,牵涉很多慢性并发症及合并症,如果不进行精细的术前评估,则很难对其疗效有清楚的估计和预判,也就很难做出手术的决策。总的来说,代谢手术术前检查评估包括以下几个大的方面。

　　(1) 代谢指标的检测:代谢指标范围很广,包括血糖、血脂、尿酸、肝肾功能、糖化血红蛋白、胰岛功能等。这些指标必不可少,一方面可以判断患者目前代谢紊乱的总体状况,也可以通过胰岛功能情况对今后的手术疗效有一个估计,如果胰岛功能很好的话,手术疗效还是相当乐观的。

　　(2) 糖尿病慢性并发症筛查:糖尿病的危害主要来自长期高血糖造成的各种慢性并发症,术前进行摸底排查将有助于对患者的糖尿病的发展阶段和严重状况有清晰的认识和了解;这也可以为术后观察哪些并发症得到改善而提供参照。

　　(3) 营养及骨代谢指标:由于代谢手术可能会带来一些营养相关性并发症,如贫血、脱发、骨量下降等,所以术前都要检查一下这些营养素是否缺乏,如血清铁、维生素 B_{12}、叶酸等水平及骨密度测定,如果在术前就存在缺乏,则应该立即补充相应的营养素。

（4）心肺功能及胃镜检查：心肺功能是否能耐受麻醉和手术是术前评估的要点，一般要查心电图、肺功能、血气分析等。如果功能太差则麻醉风险加剧，很难过麻醉关。而很多肥胖的患者本身心肺功能就不太好，如果不把肥胖解决心肺功能则难以改善，这在临床是个矛盾，这就需要有经验的麻醉师综合判断，权衡利弊。如果实在风险太大则要先通过保守的方法减轻部分体重，等心肺功能有所改善后再手术以策安全；胃镜检查主要排除活动性的胃溃疡或其他占位性病变，因为一旦做了胃转流手术，今后就不能做胃镜检查了，所以要在手术之前确保胃部是完好无损的。

术前的检查还包括凝血功能、某些病毒方面的检测等，这些与手术本身有关，在其他外科手术也是必不可少的。总之，术前的全面检查非常必要，只有术前精心准备才能最大限度地保证手术过程的安全和术后的顺利康复！

为什么伴有精神类疾病不适合代谢手术

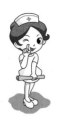

小莉患抑郁症好多年了，平时病情不太稳定，长期靠吃药控制症状。由于平时食量很大，加之性格原因，不愿意户外活动，所以体型愈发肥胖，爸爸妈妈看在眼里急在心里。最近电台、报纸都在介绍一种"代谢手术"，据说治好了很多肥胖症、糖尿病的患者。爸爸妈妈高兴不已，带小莉来到医院，结果医生说像小莉这样的情况并不太适合这种手术，抑郁症这样的精神类疾病是代谢手术的禁忌。这到底是为什么？明明是肚子上开刀，关脑子什么事？

代谢手术主要是为了解决严重肥胖及其导致的 2 型糖尿病。但有些肥胖恰恰是某些精神类疾病所导致的，最常见的就是抑郁症。一方面，有些抑郁症的患者本身就喜欢暴饮暴食，似乎多吃东西就是他们排解情绪的一种途径，所以食欲很难控制；第二，大多数精神类药物本身也会导致食欲亢进；因此，抑郁症患者中肥胖的比例相当高。加之这部分患者有认知方面的障碍，情绪不够稳定，有时很难沟通。对于这样的患者，目前不主张采用手术的方法给予减肥。因为手术以后需要自己从主观上配合、遵守医生提出的饮食要求，不能像平时那样随意吃喝。这个要求对正常人来说并不难做到，只是需要一点毅力，但对于那些精神类疾病的患者是很难做到的，他们由于存在认知方面的障碍，往往很难配合这些具体饮食要求。一旦不能遵从医嘱，饮食不节制、还像原来那样乱吃的话，一来很容易导致腹痛、消化道梗阻等并发症，严重者还需住院治疗；二来饮食不节制则根本不能保证今后的手术疗效，很快就会复胖，手术就白做了。

另一个原因是：大量进食有时正是抑郁患者宣泄情绪的"出口"。比如有的人一生气就摔东西，还有的女孩子一生气就拼命购物刷卡，这些都是排解不良情绪的方法。而一旦做了手术后把这个有效的"出口"堵住了，那些患者则很可能因无法排解情绪而做出更加极端的事情。国外曾经有这样的例子：有些抑郁症患者因为做了手术无法大吃大喝，后来抑郁症状更加严重，最后竟然自杀了。

在临床上，医生也会通过交谈、精神量表等方法对想要手术的患者进行精神心理疾病方面的评估和筛查，目的就是为了排除这方面的隐患。因此在国内外代谢手术的禁忌证中也都明确规定：有严重精神心理疾病，对术后管理和随访无法配合的患者是不能进行这项手术的。

代谢手术后的饮食谁做主

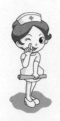

　　杨女士2个月前进行了胃转流手术，看着血糖一天比一天好，体重似乎也在走"下坡路"，心里别提有多美了！可就是有一点让她很苦恼，就是吃东西方面有诸多限制。每次朋友聚会，别人推杯换盏、大快朵颐，她只能眼巴巴看着别人吃，你说多让人郁闷！难道以后就只能这样了吗？

代谢手术的确给那些肥胖的 2 型糖尿病患者带来了新的希望，大部分患者通过手术摆脱了糖尿病的"帽子"。但是大家很快会发现：第一关要过的就是"吃饭关"，医生会列出长长的注意事项，还反复强调这个少吃，那个别碰！一开始能吃的东西和婴幼儿食谱差不多，看来真的是要重新做人了！那么胃转流手术后饮食应注意什么呢？

首先，在术后通气前要禁饮禁食，这和其他胃肠道手术的要求是一样的。一般从术后 3～4 天能正常排气后可以尝试喝水，当然只能小口地喝，有时我们为了让患者尽快恢复胃部舒张功能，会建议以 1∶1 的比例将水和碳酸饮料混合起来饮用。每天饮用的量因人而异，可以跟着感觉走，以不引起明显腹部饱胀不适为宜，一般每天 1 500～2 000 毫升。

经过 1～2 天的饮水适应，就可以过渡到无渣全流质饮食了，比如米汤、菜汤、过滤后的果汁、稀藕粉等。因为吃豆制品和奶类的食品会产生较多气体，所以在术后 1～2 周内要少吃这类食品，以防胀气。无渣全流质饮食的量宜逐渐增加，开始时平均每小时 30～50 毫升，而后视情况逐渐适应。

术后第 3 周前后一般可过渡到半流质饮食了，比如米粥、米糊、烂面条、炖鸡蛋等。每天可以进餐 6 次左右，每次 200～400 毫升；术后第 4～6 周前后可逐渐过渡到软食或一般饮食，如软的米饭、水饺、面包、馒头等，蔬菜也基本和平时一样了，但要注意以少渣、少纤维、易消化、高蛋白质食品为主。切记"少食多餐、细嚼慢咽"，有时我们为了让患者记住，还特别规定每一口饭咀嚼至少 10 次、每餐饭进食时间不得少于半小时，就是为了防止有的患者忘记充分咀嚼而发生食物梗阻的情况。

除了要注意饮食的进度外，还需注意饮食的种类，3 个月内不要食用浓缩甜食及辛辣刺激、太过油腻性强的食物，如糖、可乐、冰淇淋、火锅等，尤其不要饮酒！淡的咖啡和茶水是可以喝的。

总之，饮食的节奏和进度有很大的个体差异，每个患者要在遵循总原则的基础上循序渐进、逐步体会。我们在临床上碰到个别患者过早参加应酬，就因为多吃了一块大排、没有细嚼慢咽而发生了消化道梗阻。我们相信，只要患者能严格按照我们的要求进行自我饮食管理，是能够顺利渡过饮食关的。

术后可能出现的并发症及应对

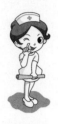

刘女士去年因肥胖、糖尿病做了胃转流手术,术后恢复不错,不仅体重明显减轻,胰岛素也不用打了,连原来的高血压药也减少了剂量。看着自己的身材又恢复到了年轻时的样子,刘女士别提多开心、多自信了!但近一个月,她发现脱发越来越严重,每天早上起来枕头上都有很多头发,这让家里人很着急。这到底与手术有关系吗?

近十余年来,代谢手术对于肥胖型 2 型糖尿病卓越的治疗效果已被国内外的临床实践反复证明,术后 1 年糖尿病完全缓解率可达到 60％～80％,术后 3 年可达到 50％～60％。请注意,这可是"完全缓解率"哦,这是以前传统的内科治疗所无法企及的。但另一方面我们也要看到,它不是完美无缺的,毕竟手术改变了原有的胃肠道解剖结构,或多或少会给机体带来一些副作用或并发症,因此我们需要对它有全面的认识。代谢手术并发症可以分为外科相关并发症及内科营养相关性并发症,其中外科并发症主要包括出血、感染、麻醉意外、吻合口漏、肺栓塞等,这些并发症一般在术后短期内可能出现。本文向大家介绍的主要是营养相关性并发症,这一类并发症往往在术后几个月甚至 1 年左右才有可能出现,必须引起大家的重视。

(1) 脱发:这是一个比较常见的术后并发症,一般在术后 3～6 个月出现,发生率占 10％～20％,似乎女性患者更多见。具体原因目前还不太清楚,可能是缺乏某些微量元素,比如锌、铜等,经过适当补充多可在数周至数月内缓解。

(2) 贫血:这也比较常见,都在术后 3～6 个月出现,发生率约占 15％,也是女性患者多见。大部分患者仅为轻度贫血,一般无明显症状。发生原因与胃部容积减少、胃酸不足,铁剂在胃内酸化不够不能参与有效造血等有关。另外,小肠吸收面积减少,维生素 B_{12} 在小肠的吸收受到影响,也同样会引起贫血。只要按医嘱补充铁剂和叶酸、维生素 B_{12}，多可在短期内纠正贫血。

（3）慢性腹泻：小部分患者在术后可出现腹泻，尤其是进食肉类或高脂饮食，这与肠道某些消化酶类不足及肠道内环境改变有关。大部分患者即使不用药治疗也会自行改善，部分患者需口服补充一些消化酶类或肠道收敛剂药物才能缓解。

（4）胆囊结石：胆囊结石的发生往往在术后 6 个月至 1 年左右发生，发生率约占 10%，原因可能与术后进餐减少、胆囊收缩刺激减少、胆汁排泄减少有关；也与术后肠道解剖位置变化，胆汁酸的肠肝循环改变，胆汁中能溶解胆石的次级胆汁酸——熊脱氧胆酸减少有关。有些医生主张在术后适当补充熊脱氧胆酸以预防胆囊结石形成。

（5）骨量减少和骨质疏松：由于术后肠道对维生素、微量元素及钙剂吸收受到影响，部分患者可在术后 1 年及数年后出现骨量减少加速，甚至出现骨质疏松。对于这类并发症，只要采取针对性的预防措施，完全可以避免，如多晒太阳、适量补充钙剂及维生素 D，需要提醒的是一定要长期坚持服用。

总之，尽管代谢手术有可能带来这样或那样的并发症，但与它的主要贡献比起来，应该还是利远大于弊的。只要患者在术后能够密切配合医生随访、遵循医嘱服用营养补充剂，这些并发症还是可防可控的。

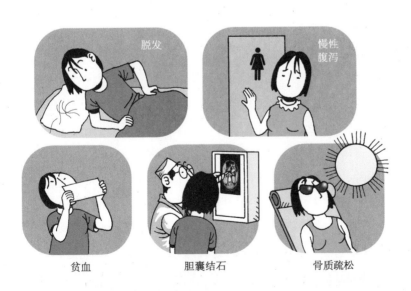

术后何时能与降糖药说"拜拜"

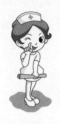

　　顾先生有糖尿病 8 年左右，以前要吃 3 种降糖药、2 种降压药。一个月前做了胃转流手术，现在已经能吃些小馄饨、稀饭。饭量比以前少了很多，体重也降下来 10 千克左右。从出院回来的时候晚上睡觉打呼噜就减轻了，血压也逐渐恢复正常，降压药也不用吃了，十几年的高血压消失了。就是血糖还有点不稳定，有时空腹还在 8 毫摩/升（mmol/L）左右，降糖药虽然已经去掉了 2 种，但医生说现在还得继续吃一种药。不是说代谢手术后血糖能恢复正常吗？怎么还不能停药？

　　代谢手术的出现给肥胖的糖尿病患者带来了治愈的希望。据国内外大规模的临床试验统计，术后 1 年，有 60%～80% 的糖尿病患者摆脱了原有的降糖治疗，摘掉了"糖尿病"的帽子；术后 3～5 年也有 40%～60% 的患者可以保持完全正常的水平。即使那些没有彻底摘掉"糖尿病"帽子的患者，血糖控制也明显进步，可以大大减少降糖药物剂量或种类。这个数字是传统的治疗方法无法企及的。

　　代谢手术后对血糖、血压、血脂、脂肪肝、鼾症等都有改善作用，但三者的下降并不是同步平行的。一般来说，血压、血脂下降的较快，有的患者手术后降脂药就不用吃了，降压药也很快就能减量，脂肪肝和鼾症一般在 3 个月内也会明显改善。但是血糖水平的下降并不是立竿见影的，它是逐步下降的，有的半个月，有的一两个月，有的甚至半年以上，这个时间的长短受很多因素影响，比如年龄、体型、糖尿病病程、胰岛功能状态、术后饮食运动配合情况等。那些年轻、糖尿病时间短、特别肥胖的患者术后基本上不用吃降糖药血糖很快就恢复正常了；而年龄大、病程长的患者可能得再维持一段时间后才能慢慢减药。所以在这个过程中，降糖药的使用也是高度个体化而非千篇一律的，医生会根据每个患者的情况给出个体化的治疗方案。减药的速度或快或慢、或多或少，都必须根据每个患者不同的情况制订不同的方案。

　　另外，代谢手术并不是对所有患者都能达到完全治愈的效果，有的患者最多只能达到"部分缓解"的效果，即降糖药的种类和剂量有所减少，但不能完全断药。这类患者往往是因为年龄偏大、糖尿病病程偏长、胰岛功能不佳，或术后饮食、运动配合不太好。

　　即使对于那些术后恢复顺利、血糖很快正常的患者，也要非常珍惜这来之不易的"成果"，坚持科学的饮食和运动，这样才能使血糖长久保持稳定！

代谢手术：是结束更是开始

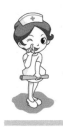

　　代谢手术虽然可以让很多肥胖的糖尿病患者摆脱糖尿病的困扰，但这并不意味着永远与糖尿病"绝缘了"，它只是给了我们一个新的开始，新的起点。

　　肥胖、糖尿病是传统意义上的内科疾病，而严重肥胖又伴有糖尿病的患者曾经是内科医生最难处理、最怕面对的病症。这部分患者由于严重胰岛素抵抗，对多种降糖药反应都不好，出现各种慢性并发症而不得不启动胰岛素治疗，而胰岛素又常常会引起体重增加，从而使治疗陷入恶性循环的两难境地。长期以来人们也一直在寻找打破这个恶性循环的方法，代谢手术的出现给这些本来"最没有办法"的人群一个新的希望，通过手术可以打破这个恶性循环，使受术者体重尽快下降，内分泌激素分泌模式重新调整，胰岛素抵抗状况得以明显改善，治疗从而进入良性循环。事实证明，这部分患者恰恰是从手术中获益最大的人群。

　　然而，由于肥胖和糖尿病都是生活方式不当引起的代谢性疾病，所以要想从根本上和它保持距离，必须要长期保持健康的生活方式并坚持不懈。世界上不存在什么神药或神刀可以让人从此与糖尿病、肥胖彻底绝缘。代谢手术也只是通过手术这个强大的外力把患者拉回到正常人的行列,但这并不意味着从此不会再走到"糖尿病"的老路上。有的患者认为开好刀以后就万事大吉了,以后随便怎么吃都没关系了,都不会再得肥胖、糖尿病,这种想法是不正确的。曾经碰到有的患者在手术之初尚能遵从医嘱,坚持健康的生活方式,所以体重、血糖能长期保持稳定,后来觉得无所谓了,放松了警惕,觉得多吃点也没关系,同时也很好奇想看看多吃后会不会再胖起来,结果半年下来,体重又反弹了,血糖又有点不正常了。

所以说,千万不要认为糖尿病会像"阑尾炎"一样,被一刀切去就"连根拔"了。如果不能够坚持科学的饮食和运动,还是有可能与肥胖、糖尿病"第二次握手"。代谢手术的成功并不仅仅是手术台上的成功,它其实更是术后长期自我科学管理的胜利。

代谢手术,是结束,更是开始!它给了那些长期受肥胖、糖尿病困扰的广大患者一个告别旧我的机会、一个重建新生活的开始。希望每个接受手术的患者都能珍惜这样一个难得的契机,告别陋习,以此为鉴,走近科学,拥抱健康!